AF472528

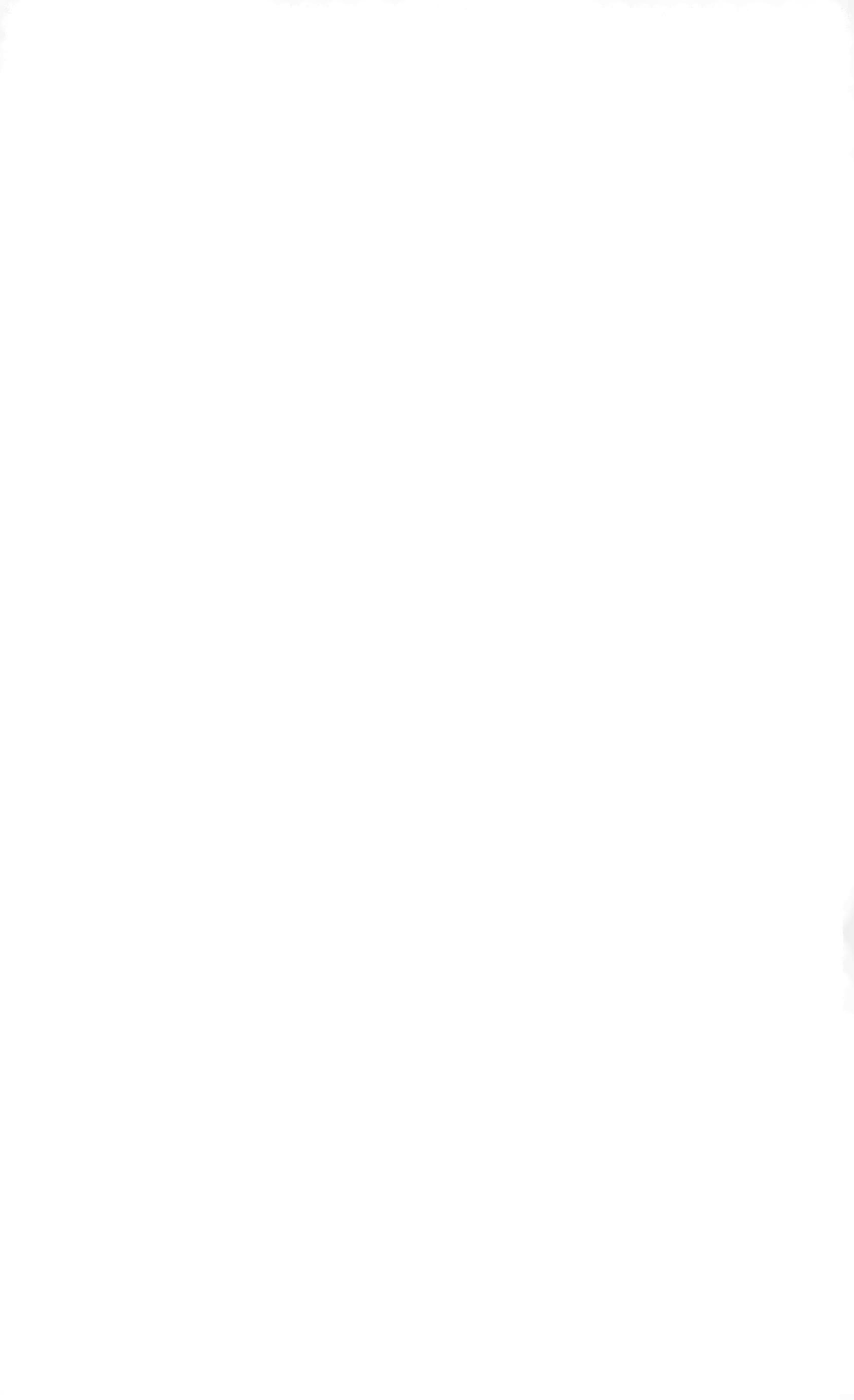

DES

MALADIES CONTAGIEUSES

PRÉCIS

THÉORIQUE ET PRATIQUE

A L'USAGE DES GENS DU MONDE

PAR

A.-L. DAVERNE

DOCTEUR EN MÉDECINE DE LA FACULTÉ DE PARIS

PRIX : 2 FRANCS.

PARIS

CHEZ PILLET FRÈRES,	CHEZ L'AUTEUR,
Boulevard Montmartre, 12, et passage de l'Opéra, 4.	Rue Neuve-Coquenard, 26 (bis).

1860

DES

MALADIES CONTAGIEUSES

IMPRIMERIE FÉLIX MALTESTE ET Cie
Rue des Deux-Portes-Saint-Sauveur, 22.

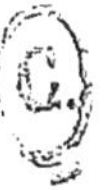

DES

MALADIES CONTAGIEUSES

PRÉCIS

THÉORIQUE ET PRATIQUE

A L'USAGE DES GENS DU MONDE

PAR

A.-L. DAVERNE

DOCTEUR EN MÉDECINE DE LA FACULTÉ DE PARIS

PARIS

CHEZ PILLET FRÈRES,
Boulevard Montmartre, 12, et passage de l'Opéra, 4.

CHEZ L'AUTEUR,
Rue Neuve-Coquenard, 26 (bis).

1860

AVERTISSEMENT

Lorsque nous nous sommes décidé à écrire ce petit livre, nous ne nous sommes dissimulé aucune des difficultés que nous devions rencontrer. Certes, ce n'est pas chose facile que de parler d'une science sans en employer le langage technique ; et cependant la nature et le but de ce travail nous en font une nécessité absolue sous peine de n'être pas compris, partant de faire une œuvre inutile. En effet, à quelle classe de lecteurs s'adresse-t-il ? c'est aux malades qu'il doit instruire sur la nature et la gravité des accidents à redouter et dans le traitement à suivre pour recouvrer la santé.

Mais disons d'abord les motifs qui nous ont déterminé à faire cette publication : assurément, les livres sur cette matière ne manquent pas, les uns écrits ou inspirés par d'illustres maîtres sont faits pour les médecins ; conçus à un point de vue exclusivement scientifique, ils se préoccupent pour ainsi dire plus de la maladie que du malade : les autres n'ont de scientifique que le titre, leurs prétentions pratiques se réduisent à un amas diffus d'observations faciles à faire et n'ayant d'autre but que de prouver d'une manière plus ou moins concluante l'excellence ou l'infaillibilité de tel ou tel médicament spécial. C'est en vain que le malade demanderait à ces sortes d'écrits des notions sérieuses sur la nature, la marche, la gravité de la maladie, sur son traitement envisagé d'une manière générale et sur les conseils hygiéniques qu'on devrait y trouver. Pour le malade, homme du monde, de ces deux sortes d'écrits, les uns sont inintelligibles, les autres inutiles, souvent même nuisibles.

Il y a donc là une lacune que les malades intelligents nous ont fait apercevoir. Souvent nous les avons entendus se plaindre avec amertume de leur ignorance et lui attribuer la gravité d'accidents qu'ils auraient pu prévenir s'ils eussent été avertis. Ces plaintes ne sont assurément pas dénuées de fondement. Dans la plupart des cas, la maladie débute d'une manière insidieuse et par des accidents si légers, qu'il est bien permis à un homme étranger à la médecine de ne pas savoir qu'un mal qui le fait si peu souffrir et qui semble dormir profondément, se révélera un jour par une série de symptômes qui porteront la frayeur dans son esprit. Quel moyen pour lui de comprendre le lien de parenté qui unit les accidents sérieux qu'il éprouve avec le mal si fugace et si léger qu'il portait six mois ou un an auparavant? Si le médecin parvient à lui faire concevoir un peu la filiation de sa maladie, il n'en résulte pour le pauvre malade qu'un regret très vif de n'avoir pas su plus tôt ce qu'il vient d'apprendre trop tard. Le poison a fait des progrès tels, que l'infortuné porte sur lui des stigmates que le traitement le plus énergique et le plus soutenu ne parvient pas toujours à effacer. Nous avons été tellement frappé de l'utilité d'un ouvrage du genre de celui que nous essayons de faire, que nous n'hésitons pas à publier notre travail tel qu'il est, dans la persuasion qu'il peut, malgré ses imperfections, rendre de grands services à la santé publique.

Nous n'avons point la ridicule prétention de mettre à la portée de tout le monde la science médicale qui exige de si laborieuses études. Prétendre enseigner aux malades les moyens de se traiter eux-mêmes est une plaisanterie qui n'est pas de mise dans un sujet aussi sérieux que celui qui fait l'objet de cet opuscule. La seule science que nous voulons donner aux gens du monde, est celle de s'observer eux-mêmes, et de se mettre par là même à l'abri de tous les dangers qui résultent de l'ignorance et de l'inexpérience. Pour atteindre notre but, nous serons forcé d'entrer dans une foule de détails et dans des descriptions dont la lecture paraîtra bien aride aux gens bien portants ; les malades y prendront plus d'intérêt, et les uns et les autres y trouveront d'utiles enseignements. Quiconque aura lu cet ouvrage sera bien et dûment averti ; si dans le cours de son existence il se trouve victime d'un fléau qui peut empoisonner sa vie, c'est à son incurie ou à sa négligence qu'il devra s'en prendre.

Ainsi conçue, nous croyons notre œuvre réellement philanthropique, car nous avons la certitude, si nous sommes compris, d'épargner à bien des gens une foule d'accidents et de souffrances. A la suite de chaque maladie, on trouvera un article sur le traitement qui n'indiquera pas toujours ce qu'il *faut faire,* parce que cela n'est pas toujours possible, mais qui dira toujours soigneusement ce qu'il *ne faut pas faire ;* que les malades suivent ces conseils, et ils s'éviteront de graves et de nombreux mécomptes. Nous aurons soin d'indiquer également tout ce que l'on peut faire soi-même, et les soins hygiéniques recommandés dans chaque circonstance.

Si nous sommes aussi utile que nous croyons et que nous désirons l'être, si nous avons comblé un vide et si nous avons répondu à un besoin, nous aurons atteint le but suprême de nos efforts.

GÉNÉRALITÉS — HISTORIQUE — DIVISIONS DU SUJET

On désigne sous le nom de *Maladies vénériennes*, un nombre considérables d'affections de nature très différente. Cette confusion, qui n'a aucun inconvénient pour les médecins qui savent retrouver chaque type sous les formes et les variétés qu'il présente, est très fâcheuse pour les gens du monde, ainsi que nous allons le faire comprendre en quelques mots. Or, comme cet ouvrage est particulièrement destiné aux personnes étrangères à la médecine, on nous permettra d'insister sur une distinction qui nous a paru d'une haute utilité pratique. Dans cette grande famille des maladies vénériennes ou syphilitiques nous avons appris à distinguer des affections d'une grande simplicité, d'autres d'une extrême gravité. Les jeunes gens ont entendu parler vaguement du danger qui s'attache aux unes et de la sécurité que donnent les autres, et c'est dans ces notions incomplètes que chaque malade puise, suivant les circonstances, des alarmes exagérées ou une indifférence qui peut compromettre sa santé et perdre son avenir. Un amour qui se trompe d'objet, une confiance trop aveugle, l'insouciance des uns, l'ignorance des autres, telles sont les causes principales qui retiennent beaucoup de malades dans une déplorable tranquillité. D'autres, pour des raisons contraires, s'épouvantent du moindre accident, et la peur, souvent mauvaise conseillère, leur prescrit des remèdes cent fois pires que le mal. Plût à Dieu que les malades n'eussent point échangé la salutaire ignorance des anciens contre ce semblant de science qu'ils ont puisé dans des écrits incomplets ayant la prétention mal justifiée de les dispenser de recourir aux lumières des praticiens spéciaux seuls capables de les guider dans ces graves circonstances ! L'expérience nous ayant appris que ce vœu doit rester à peu près stérile, nous croyons utile de donner aux malades quelques notions dont ils puissent du moins tirer profit. Nous laisserons donc de côté toutes les discussions théoriques et les mots scientifiques qui ne peuvent que les égarer, et si nous parvenons à calmer l'épouvante et le désespoir des uns et à stimuler l'insouciance des autres, nous aurons rendu un véritable service.

La diversité de nature des affections vénériennes nous oblige à les séparer immédiatement en deux groupes dont l'origine, la nature et le traitement sont trop distincts pour se prêter à des considérations générales communes.

1° La classe des maladies vénériennes *non virulentes :* type, la Blennorrhagie.

2° La classe des maladies vénériennes *virulentes :* type, le Chancre.

Chacune de ces classes se prête à des considérations générales qui lui sont propres, chacune a son histoire spéciale; commençons par la plus ancienne.

Historique de la Blennorrhagie. — La *Blennorrhagie, Chaudepisse, Gonorrhée,* est une maladie sur l'antiquité de laquelle on ne peut avoir aucun doute. Elle est désignée dans le *Lévitique* de la façon la plus claire. N'eût-on d'ailleurs d'autres preuves que celles qui sont tirées de sa nature, aujourd'hui bien connue, qu'on n'hésiterait pas à la faire remonter aux temps les plus reculés. Certains savants n'ont pu la croire de date plus moderne, qu'en la faisant dériver de la syphilis, erreur qu'il n'est plus nécessaire de combattre aujourd'hui. On conçoit qu'au milieu des ravages épouvantables exercés par la Syphilis au XVe siècle, la Blennorrhagie ait été oubliée, et qu'ensuite les médecins, exclusivement préoccupés de la vérole, aient considéré la Chaudepisse comme en étant une dégénérescence. Telle fut l'opinion de Fallope, d'Astruc, d'Hoffmann et même de Hunter. Cette opinion s'est perpétuée jusqu'à nos jours, mais il faut dire que ses partisans deviennent de plus en plus rares, et qu'il faut espérer que nous la verrons bientôt inscrite définitivement au nombre des erreurs de la science. Les travaux des modernes ont prouvé qu'un chancre ne donnera pas une chaudepisse, pas plus que la blennorrhagie ne fera naître un chancre, point de départ des accidents de la vérole. Bientôt nous présenterons un parallèle de ces deux maladies, qui prouvera la diversité de leur nature.

Historique de la Syphilis. — Le nom de Syphilis a été inventé vers 1530, par Jérôme Fracastor ; il tire ce nom de celui du berger Syphile, qu'il suppose poétiquement avoir été la première victime du mal vénérien, pour avoir offensé les Dieux. Mais quelle est l'origine de la maladie elle-même? Notre intention n'est pas de reproduire ici toutes les discussions qu'a soulevées cette question. Deux opinions sont en présence : l'une qui attribue à la Syphilis la même antiquité qu'à la blennorrhagie ; les arguments ne manquent pas, on a invoqué ici encore les écrits de Moïse, comme offrant la description des ulcérations vénériennes, nous avouons qu'il nous a été impossible de reconnaître dans cette prétendue description, les caractères du chancre, tel que nous le connaissons. Autant il est certain que les Hébreux connaissaient la Gonorrhée, autant il l'est peu qu'ils aient connu la Syphilis. La seconde opinion, fondée sur des arguments également nombreux, assigne une origine beaucoup plus récente à la vérole, en la supposant originaire d'Amérique.

Nous n'avons pas à prononcer dans ce débat qui est loin d'être terminé : Une chose nous semble bien établie, c'est qu'à partir de l'an 1493, la Syphilis acquiert une malignité extrême et prend des proportions épouvantables. Sébastien d'Aquila nous apprend qu'elle fut aussi meurtrière que la peste. Faut-il attribuer à la violence de la maladie les ravages incroyables qu'elle fit à cette époque, ou faut-il les rejeter sur l'absence ou l'insuffisance du traitement? Question difficile à résoudre aujourd'hui. — Peut-être faut-il accuser les deux causes réunies. Quoi qu'il en soit, l'épidémie se calma vers 1520 et perdit son caractère pestilentiel, en nous laissant la Syphilis telle que nous la connaissons.

CARACTÈRES DISTINCTIFS DES MALADIES NON VIRULENTES ET DES MALADIES VIRULENTES.

1° *Maladies de la première classe.* — La Blennorrhagie, que nous considérons comme le type et le point de départ de ces affections, est commune à l'homme et aux animaux, elle affecte exclusivement les membranes muqueuses, elle ne naît point d'un *virus* ou poison particulier. Elle présente tous les caractères d'une inflammation et d'une affection catarrhale comme le rhume de cerveau, elle peut naître spontanément ou sous l'influence de causes non vénériennes. Le pus qu'elle produit transmet la maladie, mais n'exerce aucune action sur la peau, l'inoculation de ce pus ne produit rien. Elle n'infecte pas l'individu, et par suite, ne transmet aucune maladie par voie d'hérédité. Elle passe quelquefois à l'état chronique, mais sans changer de caractère. Elle peut donner lieu à des accidents qui se développent loin du siége primitif du mal, mais ces accidents tiennent le plus souvent à la malpropreté ou à de mauvais traitements ; enfin son traitement n'a rien de commun avec celui de la vérole.

2° *Maladies de la deuxième classe.* — Le chancre est propre à l'espèce humaine. Cette ulcération qui est le point de départ de la vérole siége indifféremment sur la peau et les membranes muqueuses. Il naît toujours d'un *virus* ou poison analogue à celui de la rage ou de la morve. Ce poison est contenu dans le pus sécrété par l'ulcération, appliqué sur n'importe quel point de la peau, il y fait naître fatalement un chancre. Ce chancre peut infecter l'économie de façon à produire dans les différents organes, des accidents spéciaux transmissibles des parents aux enfants. Jamais le Chancre ne se développe spontanément, c'est-à-dire qu'il suppose toujours le contact avec une personne malade : son traitement est tout différent de celui de la Blennorrhagie.

Ce simple résumé des caractères principaux des deux grandes classes de maladies vénériennes, suffit déjà pour montrer l'énorme différence qu'il y a entre deux catégories de maladies, confondues sous une seule et même dénomination. A mesure que nous avancerons dans notre travail, le fait que nous signalons ressortira de plus en plus.

Nous allons entrer maintenant dans l'étude particulière de chacune de nos deux classes de maladies, en insistant particulièrement sur : 1° La *Chaudepisse* qui est le point de départ de notre premier ordre, et 2° sur le *Chancre*, source de la vérole constitutionnelle.

PREMIÈRE PARTIE

MALADIES VÉNÉRIENNES NON VIRULENTES

CHAPITRE PREMIER.

DE LA BLENNORRHAGIE.

Par le mot chaudepisse ou blennorrhagie, on désigne aujourd'hui tous les écoulements de matière muqueuse ou purulente qui ont lieu soit à la surface intérieure du canal de l'urèthre et du prépuce chez l'homme, soit à l'intérieur du vagin et de l'urèthre chez la femme.

Nous distinguerons la blennorrhagie aiguë de la blennorrhagie chronique, celle de l'homme de celle de la femme.

§ 1.

1° Blennorrhagie aigüe chez l'homme.

1° *Symptômes.* — La première chose que les malades éprouvent est une démangeaison à l'orifice du canal et quelquefois sur une partie de la surface du gland. Cette démangeaison se fait surtout sentir pendant l'émission des dernières gouttes d'urine. Les deux lèvres de l'orifice du canal de l'urèthre sont rouges, gonflées, collées l'une contre l'autre, quelquefois sèches et luisantes, le plus souvent humides. Les malades éprouvent une excitation anormale avec chaleur des parties, désirs vénériens, rêves lascifs suivis quelquefois de pertes séminales. Bientôt la démangeaison, qui pour certains malades constitue une sensation agréable et provoque des érections, se transforme en une douleur véritable. Cette douleur est concentrée d'abord au méat urinaire (extrémité du canal) et ne se manifeste guère que pendant l'écoulement des urines. La partie enflammée se tuméfie peu à peu, devient rouge, le canal se trouve rapetissé et l'urine sort avec moins de facilité; la douleur augmente, devient très vive et cause une sensation de chaleur et de brûlure parfois intolérable. La verge est quelquefois tuméfiée dans toute son étendue et paraît dans un état de demi-érection. Pendant que ces symptômes d'inflammation plus ou moins vive se manifestent, l'écoulement s'est établi. En pressant l'extrémité de la verge d'arrière en avant, on voit sortir dans les premiers jours un liquide clair et filant qui devient de plus en plus abondant. Ce liquide devient bientôt et successivement blanc opaque, puis jaune, puis d'un vert plus ou moins foncé; à cet état, il ne file plus et contient du pus La couleur verte paraît tenir à une quantité plus ou moins grande de sang altéré. Quelquefois c'est du sang pur avec sa couleur ordinaire qu'on voit sortir mêlé au pus; il est quelquefois assez abondant pour constituer une véritable hémorrhagie. Cet accident, qu'on rencontre surtout dans les chaudepisses cordées, dépend d'une érosion ou d'une déchirure du canal. La quantité de l'écoulement est généralement proportionnée à l'intensité de l'inflammation; pourtant on a vu des chaudepisses très violentes et mêmes cordées qu'on a nommées *sèches* à cause du peu d'abondance de l'écoulement. La douleur, qui avait d'abord été circonscrite à l'extrémité de la verge, gagne l'urèthre dans toute son étendue et retentit quelquefois dans les aines, les testicules, les cuisses et les reins. Bientôt pourtant la douleur se calme sans que pour cela l'écoulement soit moins abondant.

Dans les cas ordinaires, l'uréthrite ne s'accompagne pas de phénomènes généraux, mais quand l'inflammation est vive, elle peut déterminer un grand malaise, de la fièvre, la perte de l'appétit et du sommeil.

Un symptôme fort incommode, et pour lequel les malades réclament souvent un remède, c'est l'érection violente qui se manifeste surtout la nuit. Ces érections deviennent intolérables dans la *chaudepisse cordée*, c'est-à-dire quand l'urèthre induré et tuméfié par suite de l'inflammation ne peut plus suivre l'allongement des corps caverneux, la verge tiraillée en dessous se recourbe en bas ou de côté et perd par conséquent sa forme et sa direction normales.

2° *Marche et durée.* — La chaudepisse aiguë peut rester stationnaire ou s'accroître pendant quinze jours ou un mois. Au bout de ce temps, la douleur, en urinant, est moins vive, les érections moins fortes et moins fréquentes, l'écoulement diminue, mais il est bien rare qu'il cesse avant trois mois, six mois, un an et plus, alors la maladie est passée à l'état chronique, c'est la *blennorrhée* ou *goutte militaire*, dont nous parlerons bientôt. Le plus souvent la chaudepisse présente dans sa marche une grande irrégularité. Du matin au soir, on la voit s'améliorer ou s'aggraver suivant le régime que suivent les malades, suivant les changements atmosphériques, les variations de température, etc. Il est bien entendu que nous ne parlons point ici de l'influence des traitements bons ou mauvais auxquels le malade a pu se confier, et qui modifient, ainsi que nous le verrons, d'une manière prodigieuse soit en bien soit en mal, la marche et la durée de la maladie. Traitée méthodiquement, la chaudepisse présente trois périodes :

La première caractérisée par la congestion, la fluxion sanguine et l'excitation des fonctions de l'organe.

La deuxième par les symptômes inflammatoires et l'écoulement.

La troisième par la diminution des symptômes précédents.

3° *Causes de la blennorrhagie.* — La première et la plus commune de beaucoup vient de rapprochements sexuels. Le plus souvent la femme avec laquelle l'individu malade a eu des rapports était elle-même atteinte de la maladie. Cependant il y a à cette règle de nombreuses exceptions. Chez un grand nombre d'individus cette affection se déclare après des excès de coït, de boissons, accompagnés de veilles prolongées. Dans ces conditions, la femme peut être parfaitement saine et le malade ne doit accuser que son intempérance. D'autres fois il suffit que la femme soit affectée de *flueurs blanches*, accident si commun chez les femmes des grandes villes; une femme au déclin de ses règles, alors que les humeurs présentent une certaine âcreté, peut encore communiquer une maladie dont elle n'est pas atteinte elle-même. Des rapports sexuels pendant la menstruation ou avec une femme affectée de catarrhe utérin ou vaginal ou d'écoulement dus à des érosions, des polypes ou un cancer de la matrice, peuvent être également suivis de blennorrhagie.

En dehors des rapports sexuels on a cité encore comme pouvant produire des écoulements l'abus du vin nouveau, et surtout de la bière, la pierre, la gravelle, les hémorrhoïdes, certains médicaments comme des purgatifs violents, des diurétiques, des injections dans le canal de substances irritantes, l'usage des sondes, etc.

Ajoutons que tout individu qui a contracté une première chaudepisse en contracte une seconde avec une grande facilité. Très souvent les malades s'imaginent que leur première chaudepisse revient après un temps parfois très long, quand, en réalité, ils en ont contracté une nouvelle. Les rechutes s'observent, il est vrai, très souvent après un excès quelconque, mais c'est alors seulement quand la guérison n'avait pas encore eu le temps de se consolider.

4° *Complications de la blennorrhagie.* — Nous ne parlerons ici que de celles qui naissent de la maladie elle-même. Nous verrons plus tard celles qui résultent d'un traitement mal dirigé. Nous citerons : 1° *l'inflammation de la prostate, de la vessie et des reins*; 2° *celle des glandes de Cowper*; 3° *l'inflammation des testicules*; 4° *celle des vaisseaux des organes génitaux*; 5° *l'inflammation des diverses muqueuses*; 6° *les douleurs articulaires.*

1° *Inflammation de la prostate, de la vessie et des reins.* — Un sentiment de pesanteur au périnée et à l'anus, indique que l'inflammation du canal a gagné la prostate. Les malades éprouvent des besoins fréquents d'aller à la garde-robe. La sortie de l'urine se fait difficilement, il peut même y avoir rétention d'urine complète, la sonde introduite dans le canal a peine à franchir ou même ne peut pas franchir la portion prostatique. Cette inflammation est même quelquefois suivie d'abcès qui, dans cette région, présentent toujours une grande gravité.

La maladie continuant sa marche vers les parties profondes envahit bientôt la vessie, on est averti de cette importante complication par les douleurs du bas-ventre, par les envies continuelles d'uriner qui tourmentent les malades. Ceux-ci n'expulsent qu'avec une grande difficulté et des douleurs assez vives une petite quantité d'urine rouge au début et changeant ensuite avec la marche de la maladie.

Il est beaucoup plus rare de voir l'inflammation s'étendre jusqu'aux reins. Cet accident se reconnaîtra aux douleurs des lombes et aux modifications survenues dans les quantités et les qualités de l'urine. Il est heureux que cette complication soit assez rare, car elle pourrait causer de sérieux accidents.

2° *Inflammation des glandes de Cowper.* — On appelle ainsi du nom de l'anatomiste qui les a décrites, deux petites glandes arrondies, du volume d'un petit noyau de cerise, situées entre le bulbe du canal et sa portion membraneuse. Il est rare que ces deux glandes s'enflamment en même temps, —, la gauche est plus souvent prise que la droite. Les malades éprouvent au périnée des élancements qui deviennent plus douloureux par la pression du pantalon. En touchant méthodiquement la région malade on sent une petite tumeur de la grosseur d'une noisette, — bientôt l'inflammation franchit les limites de la glande et s'étend jusqu'à l'origine des bourses. La proéminence que les parties tuméfiées font dans l'intérieur du canal devient un obstacle plus ou moins complet au passage des urines en se combinant au boursouflement de la muqueuse du canal et à l'inflammation du col de la vessie.

3° *Orchite ou inflammation du testicule.* — On voit très fréquemment *la chaudepisse tomber dans les bourses*, suivant l'expression des gens du monde. Cette complication, à cause de sa fréquence et de son importance, doit fixer l'attention du médecin et des malades. Nous traiterons donc ce sujet avec quelques détails.

Cette affection se manifeste rarement au début d'une chaudepisse, lors même que par un traitement absurde on a fait tout ce qu'il fallait pour la faire naître. Elle n'apparaît en général qu'au bout de deux, trois, quatre semaines et plus. Il faut, en effet, suivant la remarque de Hunter, que l'inflammation ait eu le temps de s'étendre à la région prostatique. La période aiguë de la chaudepisse a disparu, la douleur a beaucoup diminué, et l'écoulement a cessé, lorsque les malades voient avec surprise le testicule devenir le siége d'un gonflement et d'une douleur qui les inquiètent à bon droit beaucoup plus que l'écoulement lui-même.

Siége. — L'inflammation commence toujours par cette partie du testicule qu'on nomme l'*Epididyme*, —

presque toujours elle reste confinée dans cette partie. Cependant on la voit quelquefois s'étendre à tout le corps du testicule, et même, dans des cas très rares, à la membrane qui enveloppe le testicule (*tunique vaginale*). Commençons par le cas le plus simple et de beaucoup le plus commun, par ce qu'on appelle l'*Epididymite.*

Causes. — Les causes qui peuvent propager l'inflammation du canal au testicule sont nombreuses, nous citerons les principales : les rapports sexuels intempestifs, la masturbation, des froissements, des pressions de l'organe, la station debout, les marches prolongées, l'équitation, les efforts de diverses natures. Nous avons donné des soins à un malade, chez lequel deux orchites se sont développées à deux années de distance pour avoir joué d'un instrument de cuivre dans un concert pendant plusieurs soirées, alors, qu'il était atteint d'un écoulement d'ailleurs léger. A ces causes et d'autres de même espèce, il faut ajouter la violence de certains traitements dits *abortifs.* Combien de cas de ce genre n'avons-nous pas observés? Assurément, il est des moyens efficaces et inoffensifs de couper une chaude-pisse à son début. On vante les injections comme réussissant parfaitement. Nous ne dirons pas le contraire, mais il y a injections et injections et bien des manières de les employer. Entre les mains d'un médecin de peu d'expérience, c'est un moyen dangereux et qui produit souvent des orchites et mille autres accidents; maniées par un praticien spécial qui sait les composer et les appliquer, c'est un remède précieux.

Symptômes. — Sous l'influence de l'une des causes

que nous venons d'énumérer, les malades éprouvent tout d'un coup dans un des testicules et dans l'aine une douleur très vive qui les force de garder le repos, bientôt se manifeste un gonflement avec un sentiment de pesanteur dans les bourses, les reins sont le siége de douleurs sourdes qui cessent quand l'inflammation est bien établie, alors les douleurs dans le testicule deviennent très vives et s'étendent à la partie supérieure et interne des cuisses. Le volume des bourses augmente, leur peau est chaude, rouge et luisante, la moindre pression est insupportable. En touchant avec précaution on sent en arrière une tumeur dure, allongée et de grosseur variable, mais qui ne donne pas seule aux bourses le volume qu'elles acquièrent. En effet, un épanchement d'un liquide sérieux ou séro-sanguinolent, se fait dans la poche qui renferme le testicule, ainsi que le prouvent la fluctuation et la transparence qu'il est facile d'observer à la partie antérieure de la tumeur. Cet épanchement se fait avec une grande rapidité, il disparaît assez vite et bien avant l'engorgement du testicule qui peut persister deux ou trois mois et même d'avantage. Il n'est pas très rare de voir l'inflammation d'un testicule l'abandonner pour se porter sur l'autre, il est plus rare que les deux organes soient pris en même temps.

Inflammation de tout le corps du testicule. (Didymite.) — Cette complication est beaucoup plus rare que la précédente, mais elle est aussi beaucoup plus grave et s'accompagne d'atroces douleurs. Le volume et le poids du testicule augmentent, celui-ci devient dur. Le malade est pris d'une forte fièvre qui s'accompagne quelquefois de symptômes graves : hoquet, nausées, vomissements, syncope, etc., qu'il faut attribuer à l'étranglement que l'inflammation fait subir au testicule, lequel ne peut pas se gonfler beaucoup à cause de la résistance de la tunique fibreuse qui l'enveloppe.

Cette variété d'orchite s'observe particulièrement chez des malades jeunes (dix-huit ans, vingt-deux ans) ; on l'a vue cependant chez des hommes approchant de la trentaine.

Inflammation de la tunique qui renferme le testicule. (Vaginalite). — Cette complication est rare; on ne la confondra pas avec un simple épanchement de liquide dans les bourses tel que celui qu'on observe dans l'orchite ordinaire. Il paraît démontré que cette affection prédispose à l'hydrocèle (hydropisie des bourses). En interrogeant bien les malades atteints d'hydrocèle sur leurs maladies de jeunesse, on trouvera presque toujours que ces malades ont été autrefois affectés d'une maladie du testicule, qui n'est autre chose que celle que nous étudions en ce moment.

Ces différentes affections du testicule consécutives à la chaudepisse doivent d'autant plus fixer l'attention qu'elles peuvent devenir la cause déterminante de maladies très graves de cet organe, telles que cancer, tubercules et tumeurs diverses dont les unes entraînent fatalement la perte du testicule.

4° *Inflammation des vaisseaux des organes génitaux.* — Dans le cours d'une blennorrhagie on voit quelquefois apparaître sur le dos de la verge des lignes rougeâtres, flexueuses, ou bien un cordon dur, noueux, douloureux avec gonflement et empâtement du prépuce et du gland, c'est ce qu'on appelle une *Lymphite.* Ces lignes rouges se dirigent vers les aines qui deviennent souvent le siége de bubons volumineux. Lorsque tout le corps de la verge est véritablement enflammé, il devient lourd et très sensible; les malades ont de la fièvre. Des abcès multiples et la gangrène sont quelquefois la suite de cette complication.

5° *Inflammation de diverses membranes muqueuses.* — L'inflammation de l'œil est la plus fréquente et la plus grave de ces affections. Comme elle est commune à l'homme et à la femme, ce que nous dirons ici s'appliquera aux deux sexes.

Ophthalmie blennorrhagique. — Les médecins sont d'accord sur ce fait que pendant le cours d'une blennorrhagie, l'œil peut être atteint d'une inflammation particulière plus grave que les inflammations ordinaires de l'œil, mais tous ne lui supposent pas le même mode de production. Suivant les uns, la cause unique tiendrait à la malpropreté des malades qui porteraient à leurs yeux leurs doigts salis par le pus de l'écoulement. Cette opinion se fonde sur ce que les personnes prévenues, propres ou qui portent rarement les mains à ces parties n'en seraient pas atteintes. D'autres soutiennent que la chaudepisse se porte pour ainsi dire sur les yeux et que les mains n'y sont pour rien. Selon nous il faut accuser les deux causes réunies. Quoi qu'il en soit, les femmes y sont beaucoup moins sujettes que les hommes. Les deux yeux peuvent être pris simultanément ou isolément, les douleurs sont atroces. L'œil devient d'un rouge vif, les paupières se gonflent et laissent couler une matière jaune verdâtre analogue à celle de l'écoulement. La marche de cette maladie est très rapide. En vingt-quatre, trente-six ou quarante-huit heures l'œil peut être entièrement perdu, et cette fâcheuse terminaison arrive souvent malgré les traitements les plus prompts et les plus énergiques. Comme on le voit, nous avons des raisons sérieuses de recommander fortement à nos malades atteints de chaudepisse les plus grands soins de propreté.

Les inflammations des autres muqueuses telles que celles de la bouche, de l'oreille, de l'anus sont trop en dehors de notre sujet pour que nous ayons à nous en occuper ici.

6° *Douleurs articulaires.* — Il est probable que longtemps les médecins ont confondu cette affection avec le rhumatisme, car il faut arriver jusqu'à nos jours pour trouver des travaux sur cette complication à laquelle on a donné le nom d'*arthrite blennorrhagique*.

Causes. — La chaudepisse et surtout plusieurs chaudepisses successives. Les malades pâles, affaiblis, voisins de la trentaine y sont plus prédisposés que d'autres. Les hommes y sont plus sujets que les femmes. Le froid humide est une cause occasionnelle; il en est de même d'une fatigue ou d'un excès. On a dit aussi que l'écoulement dans ce cas se supprimait et qu'il y avait alors *métastase*, c'est-à-dire transport de la maladie vers les articulations. Ce cas se présente en effet assez souvent, mais souvent aussi l'écoulement persiste.

Le genou est le siége de prédilection de l'arthrite blennorrhagique; mais on peut l'observer dans toutes les autres articulations, les coudes, les poignets, les doigts, etc. Cette affection, dès son début, a une marche chronique; aussi la voit-on se prolonger des mois entiers, si on l'abandonne à elle-même, un bon traitement l'enlève en quelques semaines. On l'a vue quelquefois dégénérer en affection grave ; il se forme des abcès : une tumeur blanche véritable s'établit. Nous avons vu un cas de ce genre dans lequel le malade dut s'estimer heureux d'en être quitte pour une ankylose, c'est-à-dire pour la perte absolue des mouvements de l'articulation.

§ II.

Balano-Posthite.

Cette affection, que l'on désigne encore sous le nom de *chaudepisse bâtarde*, n'est autre chose que l'inflammation avec ou sans érosions du gland ou du prépuce. Cette maladie est fréquente, les causes en sont nombreuses ; les unes sont vénériennes, les autres ne le sont pas. Parmi les premières, nous citerons le virus vénérien, les végétations, les chancres, le pus d'une chaudepisse, le coït avec une femme malpropre, affectée de flueurs blanches. Parmi les secondes, la malpropreté qui laisse accumuler entre le prépuce et le gland une matière irritante, le vice dartreux, la masturbation, etc., etc. — Les peuples circoncis en sont exempts.

L'affection commence par de la démangeaison, de la chaleur, puis de la cuisson ; bientôt apparaît à l'ouververture du prépuce une matière purulente passant par les différentes teintes du pus de la chaudepisse. Le gland et le prépuce qui le recouvre sont quelquefois énormément tuméfiés, d'un rouge foncé vineux, la peau u prépuce s'infiltre d'une matière séreuse et ne peut plus se ramener en arrière du gland, il y a ce qu'on appelle *phimosis*. D'autres fois, le prépuce, ramené derrière le gland, l'étrangle par sa propre tuméfaction. Cette constriction augmente progressivement, le gland devient énorme, il est entouré à sa base par un bourrelet rougeâtre formé par le prépuce. Cet accident, qu'on nomme *paraphimosis*, est sérieux, car il est souvent suivi de la gangrène du prépuce.

Souvent on observe sur le gland et à la face intérieure du prépuce des ulcérations et des érosions qu'on distinguera des chancres avec plus ou moins de facilité; cette distinction est très difficile, pour ne pas dire impossible quand le gland ne peut pas être découvert, quand il y a phimosis.

§ III.

Blennorrhée ou Goutte militaire.

On appelle ainsi un suintement habituel et plus ou moins purulent, qui succède souvent à une chaudepisse aiguë, soit à la suite d'un traitement mal dirigé, d'une mauvaise hygiène, d'abus de liqueurs, etc., soit à cause du tempérament lymphatique ou bilieux du malade, ou du vice scrofuleux, rhumatismal, dartreux ou syphilitique antérieur à la chaudepisse. Ajoutons la fréquentation des femmes avant que la guérison de la chaudepisse ait eu le temps de se consolider. Vidal de Cassis signale comme cause fréquente de goutte militaire certains traitements abortifs qui, selon lui, prolongent beaucoup plus de chaudepisses qu'ils n'en font avorter.

Quoi qu'il en soit des causes, la goutte militaire est extrêmement commune, et si nous voyons journellement tant de malades qui en sont affectés, nous pensons qu'il faut s'en prendre aux deux causes suivantes : la première à ce que beaucoup de médecins traitent mal la chaudepisse aiguë, et surtout à ce que le plus grand nombre des praticiens, même les plus distingués, ne savent pas traiter la chaudepisse chronique. La seconde cause tient au préjugé de beaucoup de malades, et même de médecins, qui croient que la goutte militaire ne peut pas communiquer la chaudepisse. Delpech, dans les cliniques de Montpellier, cite une foule d'observations de jeunes gens qui ont compromis leur bonheur conjugal en se mariant sans être entièrement guéris d'un écoulement qu'ils croyaient inoffensif et non contagieux. A ces observations nous en pourrions joindre beaucoup d'autres qui ne laissent aucun doute à ce sujet. Ajoutons que la présence continuelle d'un écoulement, même peu abondant, détériore la santé des malades et leur fait procréer des enfants d'une constitution déplorable. Les malades doivent donc se débarasser de cette infirmité dégoûtante. La chose est non seulement possible, mais presque toujours aisée.

Nous n'insisterons pas sur les caractères de cet écoulement, qui sont faciles à constater. La douleur est nulle, tout au plus le malade éprouve-t-il un peu de démangeaison dans le canal. Dans le jour il arrive souvent que la chemise n'est pas tachée parce que l'urine entraîne le peu de pus qui se produit au fur et à mesure qu'il est secrété. Mais pendant la nuit il a le temps de s'amasser dans le canal, et le matin la moindre pression fait sortir une ou plusieurs gouttes d'un pus blanc, verdâtre, quelquefois filant qui fait sur le linge un tache de couleur variable.

La durée de la goutte militaire, si on l'abandonne à elle-même, peut être d'un an, deux ans, dix ans, vingt ans et plus.

CHAPITRE II.

BLENNORRHAGIE CHEZ LA FEMME.

La femme est plus sujette que l'homme à des écoulements contagieux siégeant aux organes génitaux. Beaucoup de ces écoulements ne lui ont pas été communiqués et ne doivent pas par conséquent lui être imputés à crime, mais ils n'en sont pas moins susceptibles de transmettre des chaudepisses aiguës, c'est ce qui a fait dire avec raison qu'elle donne beaucoup plus de blennorrhagies qu'elle n'en reçoit. D'un autre côté, il existe chez la femme beaucoup d'écoulements qui ne sont pas contagieux. Il résulte de cet état particulier des organes de la femme qu'un homme qui a contracté un écoulement avec sa femme ne doit pas se presser de l'accuser d'infidélité, car elle peut faire naître *très innocemment* une maladie dont elle n'est pas elle-même affectée. Nous insistons sur ce point, car nous avons vu souvent des femmes victimes d'accusations injustes, et bien des ménages brouillés par l'ignorance des maris.

Ces réserves faites, étudions l'inflammation blennorrhagique chez la femme. Cette inflammation peut siéger sur différents points des organes génitaux, soit isolément soit simultanément. Les parties qui peuvent être atteintes sont : tout le *vagin* ou son entrée (*la vulve*), le *canal de l'urèthre* et l'*utérus*.

1° *Vulvite* ou *blennorrhagie de la vulve*. — Cette partie comprend tous les organes de la femme qui sont visibles à l'extérieur. L'inflammation peut être superficielle ou gagner l'épaisseur des parties. Au début, les malades éprouvent de l'excitation, des désirs vénériens, de la chaleur, de la démangeaison, les parties se gonflent et rougissent, et sont quelquefois le siége d'érosions. La douleur, modérée d'abord, peut devenir très vive, c'est ce qui arrive par le contact des urines et surtout quand l'inflammation devenue profonde a tuméfié considérablement les organes. En même temps une secrétion abondante de pus se fait à la surface des parties enflammées; cette humeur est très âcre et répand une odeur des plus fétides. Des abcès peuvent se faire dans l'épaisseur des grandes lèvres et causer des accidents graves.

2° *Blennorrhagie vagino-utérine*. — La *vaginite* ou inflammation du vagin est la variété la plus commune chez la femme. Elle peut être générale ou partielle, elle est quelquefois très douloureuse, alors le coït est impossible. D'autres fois elle ne cause aucune douleur, circonstance fâcheuse puisqu'elle permet la communication de la maladie. Si la douleur est bien moindre que dans la variété précédente, l'écoulement est au contraire plus abondant et les malades ont besoin de grands soins de propreté pour ne pas exhaler une odeur insupportable. Comme la blennorrhagie de l'homme, la chaudepisse chez la femme a une grande tendance à passer à l'état chronique, et de même que nous avons vu l'inflammation du canal s'étendre à la prostate, de même on voit celle du vagin envahir le col de la matrice qui subit diverses altérations et sécrète des humeurs que les femmes prennent pour des flueurs blanches ; or, ces humeurs sont celles qui donnent le plus de chaudepisses. Enfin l'inflammation peut gagner le corps même de la matrice et s'étendre au loin en produisant des ravages dont nous n'avons pas à parler ici.

3° *Blennorrhagie uréthrale.* — Il est plus rare que l'inflammation s'étende au canal de l'urèthre ; cependant l'uréthrite s'observe plus souvent qu'on ne le croit. On la reconnaît en pressant méthodiquement le canal qui laisse sortir une quantité variable de pus. Elle ne produit pas les mêmes accidents que chez l'homme à cause de la différence de conformation des parties.

CHAPITRE III.

TRAITEMENT DES MALADIES VÉNÉRIENNES NON VIRULENTES.

CONSIDÉRATIONS SUR LE TRAITEMENT DE LA BLENNORRHAGIE ET DE SES COMPLICATIONS.

Nous suivrons dans cet article les subdivisions que nous avons adoptées dans le précédent. Nous parlerons du traitement de la maladie à l'état aigu et à l'état chronique, et de la même maladie chez l'homme et chez la femme.

1° *Blennorrhagie aiguë chez l'homme.*

Est-il d'une bonne thérapeutique de chercher à arrêter dès le début l'écoulement blennorrhagique? Pour la plupart des cas, nous répondrons négativement; pour quelques cas seulement notre réponse sera affirmative, toutes réserves faites toutefois sur les moyens à employer comme abortifs. Expliquons notre pensée : lorsqu'un malade se trouve atteint pour la deuxième ou la troisième fois d'un écoulement, il peut arriver, et il arrive en effet quelquefois, que l'inflammation des organes est peu vive. L'émission des urines n'est presque pas douloureuse, les érections provoquent également très peu de douleurs si même elles en provoquent. Dans ces conditions nous ne voyons pas d'inconvénients à tenter d'arrêter la maladie dès son premier pas, et nous n'hésitons pas pour notre compte à conseiller au malade les moyens que nous croyons propres à atteindre ce but. Nous avons souvent obtenu ainsi des guérisons immédiates sans aucun accident ultérieur. Mais nous ne conseillerons jamais ce moyen aux malades qui souffrent beaucoup en urinant, dont les érections sont douloureuses et chez lesquels le canal sécrète un pus épais, jaune ou verdâtre. Nous avons la certitude que dans ces cas les injections abortives échouent et même empirent presque toujours l'état du malade.

Ici se présente l'occasion de dire ce que nous pensons de ces injections appelées *caustiques* par les malades, *abortives* et *substitutives* par les médecins.

On sait que le caustique employé par les partisans de cette méthode est le nitrate d'argent employé à haute dose depuis 50 centigrammes jusqu'à 3 grammes pour 30 grammes d'eau distillée. Nous avons vu bien des malades qui avaient été traités par ces moyens, nous pouvons affirmer que ces malades sont à tout jamais guéris de se traiter ainsi. Beaucoup de praticiens partagent, nous le savons, notre manière de voir au sujet des injections abortives. Nous sommes heureux de savoir qu'elle a été professée par un grand et consciencieux chirurgien de l'hôpital du Midi, Vidal (de Cassis), mais comme il existe encore des médecins qui prônent ces injections, nous croyons bon de dire aux malades ce que nous avons vu. En supposant qu'au début tout à fait d'une inflammation uréthrale, le nitrate d'argent eût le pouvoir d'arrêter l'inflammation, on aurait bien rarement l'occasion de l'employer, car les malades ne viennent nous trouver que lorsqu'ils souffrent déjà depuis plusieurs jours. Vidal (de Cassis) dit avoir employé pendant toute une année les injections caustiques, une seule fois il a obtenu une guérison qui n'a exigé qu'une semaine de traitement. Dans presque tous les cas la cure a été retardée; trois fois l'uréthrite a été suivie de rétrécissements. Six malades ont quitté l'hôpital avec des écoulements chroniques que Vidal déclare n'avoir pu guérir; il croit que plusieurs de ces derniers avaient probablement des rétrécissements.

Ainsi la méthode abortive ne fait point avorter, elle fait tout le contraire. Nous ne voulons pas dire que l'injection caustique ne *sèche* jamais l'écoulement, nous reconnaissons qu'assez souvent elle le supprime, mais l'inflammation n'est pas guérie pour cela. Il y a *des retours* et ce sont ces retours qu'il faut noter et avouer quand on est de bonne foi.

Cette méthode produit des rétrécissements, elle fait passer souvent la chaudepisse de l'état aigu à l'état chronique. Elle occasionne souvent des orchites, des inflammations du col de la vessie, etc. Enfin, il est arrivé plus d'une fois, et nous avons été témoin d'un cas de ce genre, il est arrivé, dis-je, que tel qui se présentait chez le médecin avec la crainte d'une chaudepisse s'en est allé après une injection caustique avec une chaudepisse bien réelle et des plus intenses. Nous condamnons donc comme très dangereuses les injections de nitrate d'argent.

Après cette digression nous rentrons dans notre sujet

et nous disons d'une manière générale que le traitement régulier et normal de la blennorrhagie doit se diviser en deux périodes suivant la marche même de la maladie. Dans la première période, c'est-à-dire quand l'inflammation domine, nous conseillons des boissons sédatives et antiphlogistiques, qui diminuent considérablement les symptômes inflammatoires. Au bout de huit jours ou de quinze jours au plus, les douleurs sont calmées et même ont souvent entièrement cessé. — Le pus de l'écoulement est devenu très fluide, il a parcouru toutes les nuances, depuis le vert foncé jusqu'au blanc. Le linge, fortement gommé d'abord, ne porte plus que des taches d'un gris sale. Alors nous pouvons aborder le traitement de la deuxième période.

Notre médication que nous pouvons appeler abortive, car elle coupe alors l'écoulement avec une grande rapidité; consiste dans une combinaison rationnelle des Balsamiques avec un purgatif auxquels nous adjoignons souvent des injections, tantôt toniques et astringentes seulement, tantôt toniques, astringentes et calmantes suivant les indications. Par ces moyens combinés, nous avons toujours vu les écoulements, quelque considérables et douloureux qu'ils fussent au début, céder peu à peu et enfin se tarir dans un délai très court, huit, dix ou quinze jours.

Cependant les choses ne se passent pas toujours d'une façon aussi régulière, nous rencontrons quelquefois des blennorrhagies réfractaires, où l'intensité de la douleur persiste malgré la médication, ces cas sont rares il est vrai, mais ils existent, et tout récemment nous avons eu occasion d'en observer deux. Les malades étaient jeunes avec les attributs du tempéramment nervoso-bilieux; l'écoulement d'abord modéré, s'accompagna bientôt d'une douleur intolérable avec une vive réaction, et au sixième jour de la maladie, il nous fallut recourir aux pilules d'extrait gommeux d'opium uni au camphre, aux bains de siége prolongés, cataplasmes émollients. Ces moyens furent insuffisants pour arrêter les progrès du mal, et nous dûmes recourir à une application de sangsues au périnée. Nous le répétons, ces cas sont rares, mais il est bon que les malades soient prévenus et ne se tourmentent pas si leur blennorrhagie se présente sous cet aspect.

Nous devons dire ici qu'il n'y a rien de petit ni de mesquin dans la pratique de l'art, ainsi nous ne craignons pas de nous appesantir sur des détails en apparence méticuleux ; mais nous sommes convaincu que très souvent c'est pour les avoir négligés que beaucoup de malades échouent dans leur traitement, s'agit-il par exemple d'injections, tous les malades disent qu'ils savent les faire, et si nous les mettons en demeure de s'exécuter en notre présence, nous voyons que leurs prétentions sont en général peu fondées. Les uns se contentent de balayer l'entrée du canal et ne poussent pas le liquide assez loin, les autres introduisent la seringue le plus avant qu'ils peuvent, et poussant l'injection avec force, ils en font entrer une partie dans la vessie ; de là l'inflammation de cet organe, souvent même après cette opération nous avons vu survenir à très peu d'intervalle des *Orchites*, ce que les malades appellent la chaudepisse tombée dans les bourses. Il faut que le malade procède avec méthode, qu'il introduise doucement l'extrémité de la seringue dans le canal, qu'il presse légèrement avec l'index et le pouce de la main gauche l'ouverture du canal sur la seringue, pour s'opposer au retour du liquide, puis qu'il pousse doucement la moitié du piston, de manière à n'introduire dans le canal que la moitié du liquide à la fois, qu'il retire la seringue en maintenant fermée l'extrémité du canal, qu'il garde une minute le liquide sans mouvement et qu'il le laisse sortir; il agira de la même manière pour la deuxième moitié de l'injection. En faisant ainsi et avec douceur, on évitera tous les accidents dont nous avons parlé.

2° *Blennorrhagie chronique*, ou goutte militaire. — C'est avec intention que nous venons de nous appesantir sur le manuel opératoire des injections, car elles constituent une partie importante de notre traitement dans tous les écoulements : Il nous suffira maintenant de les prescrire en indiquant seulement la différence de leur composition.

La Blennorrhée ou Blennorrhagie chronique, est une maladie souvent très rebelle quoique peu douloureuse et d'une guérison en apparence prompte et facile. Cette maladie est très commune et nous sommes très fréquemment consultés par des malades qui ont essayé un grand nombre de médications, sans avoir pu réussir à se délivrer d'une affection dont nous avons signalé les désagréments et les inconvénients. Ce sont, la plupart du temps, des hommes impatients qui ont voulu obtenir une guérison immédiate en coupant l'écoulement dans la période inflammatoire. D'autres fois, ils n'ont fait que suivre les conseils de certains médecins qui croient se donner une grande réputation en agissant ainsi, celle d'enlever la chaudepisse pour ainsi dire avec la main. Nous avons dit qu'en effet, les injections abortives *coupaient* momentanément l'écoulement, mais on leur doit la plus grande partie des écoulements chroniques. Pour quelques malades ils ne constituent qu'une incommodité à laquelle ils sont habitués et dont ils ne se plaignent plus, parce-qu'ils n'en souffrent pas, mais le plus petit excès suffit pour ramener un écoulement abondant, qui devient l'occasion pour le malade, d'un nouvel essai de traitement, il doit s'estimer heureux s'il est mieux inspiré ou mieux dirigé, car c'est un moment favorable pour liquider sa fâcheuse situation.

D'autres fois, ce suintement reconnaît une origine différente. Un homme a été atteint dans un temps plus ou moins éloigné, d'une blennorrhagie dont un traitement bien régulier l'a débarrassé. Mais, comme nous l'avons fait observer précédemment, il garde une susceptibilité des organes, une aptitude particulière aux inflammations de la muqueuse uréthrale, en vertu de laquelle il ne peut impunément avoir des rapports sexuels avec une femme à la dernière période du flux menstruel ou atteinte de flueurs blanches. Puis, son économie, fatiguée au bout d'un temps, variable suivant le tempérament, subit un affaiblissement qui devient à son tour une cause favorable à l'écoulement, de sorte que le malade se trouve bientôt enfermé dans un cercle vicieux, l'effet étant devenu cause.

Comment mettre fin à une série d'accidents qui s'engendrent les uns les autres? Comment rompre un des anneaux de cette chaîne? Ici nous touchons un point très délicat de la thérapeutique, et il est impossible de poser des règles fixes sur la médication qui réussit pour les uns et échoue pour les autres. Deux voies sont ouvertes au praticien, c'est à lui de choisir suivant le tempérament ou les antécédents du malade, celle qu'il devra suivre. Souvent nous nous sommes bien trouvé des moyens par lesquels nous débutons dans le traitement de la blennorrhagie aiguë, c'est-à-dire de la médication *anti-phlogistique*, dont nous usons pour combattre les accidents inflammatoires. Souvent sous son influence l'écoulement change de caractère, nous le voyons augmenter en quantité et en consistance, puis parcourir sa marche régulière et décroissante, pour cesser complétement au bout d'une ou deux semaines. D'autres fois, nous voyons l'écoulement se comporter exactement comme dans la maladie franche, et guérir par les moyens qui réussissent contre celle-ci. Enfin, dans quelques cas, le traitement précédent n'exerce aucune modification sensible.

Dans ce dernier cas, nous avons adopté une thérapeutique qui nous a constamment réussi. Tenant plus compte de l'état général du malade que du mal local, et prenant en considération l'état de faiblesse qui domine et se traduit par la décoloration des tissus, les névralgies diverses, les palpitations, etc., en un mot tous les symptômes de la *Chloro-anémie*; nous agissons comme si nous n'avions affaire qu'à cette dernière maladie. Donc, nous administrons les toniques, vin de quinquina, sirop avec extrait de ratanhia ou de kina, pilules ferrugineuses, vin de Bordeaux, viandes rôties; à ce traitement nous ajoutons quelques injections appropriées, et au bout d'une, deux, trois et quatre semaines au plus, nous voyons disparaître des écoulements contre lesquels toutes les autres médications avaient échoué.

3o *Inflammation de la Vessie, de la prostate, etc.*

Malheureusement, il n'est pas rare de voir dans le cours d'une blennorrhagie traitée d'une façon intempestive par les abortifs, ou laissée à elle-même dans les cas graves, il n'est pas rare, disons-nous, de voir l'inflammation gagner la partie la plus reculée du canal, puis le col et le corps même de la vessie. Dans ces cas nous parvenons à diminuer la douleur avec des pommades calmantes avec lesquels nous frictionnons le périnée, nous prescrivons à l'intérieur des boissons tempérantes ou mucilagineuses. Quelquefois il nous faut recourir dans la période d'acuité aux sangsues, bains de siége, cataplasmes, puis pour ramener les parties à leur état normal, nous insistons sur les résolutifs à l'intérieur et à l'extérieur.

4° Nous dirons peu de chose de l'inflammation des *glandes de Cowper*, non que cette complication soit plus à négliger que les autres, mais parce qu'elle se présente rarement seule et qu'elle ne peut être reconnue que par le médecin.

5° *Inflammation des Testicules. — Orchite.* — Voici une complication qui mérite à tous égards l'attention du médecin et du malade. Cette affection est très douloureuse, et de plus l'organe qui en est le siége est d'une importance sur laquelle nous n'avons pas besoin d'insister.

Aussitôt que la maladie est déclarée, nous conseillons des sangsues en nombre variable suivant la gravité du mal. Ces sangsues sont appliquées, partie sur le trajet du cordon, partie au périnée entre les bourses et l'anus.

On doit autant que possible, quand la maladie est intense, favoriser l'écoulement du sang après la chute des sangsues, par des cataplasmes émollients ou des bains de siége, en même temps, nous conseillons de revenir aux boissons légèrement diurétiques, souvent ces liquides ont pour effet de ramener l'écoulement du canal, il n'y a pas à s'en préoccuper, on l'arrête plus tard : on peut même jusqu'à un certain point se féliciter de cette circonstance qui favorise la résolution de l'inflammation du testicule. Pendant cette période, le malade doit se tenir à une demi-diète, éviter la constipation, qui sera combattue au moyen de lavements ou de purgatifs doux comme l'huile de ricin et l'eau de sedlitz.

Sous l'influence de ces moyens, une amélioration sensible ne tarde pas à venir, les douleurs se calment et disparaissent, mais le gonflement persiste, nous l'attaquons avec des pommades résolutives, nous administrons l'iodure de potassium à l'intérieur. Il va sans dire que dès que le malade peut se lever, il doit porter un suspensoir bien fait. Nous avons remarqué que lorsque ce bandage est mal ajusté, sans sous-cuisses, il produit sur le testicule une sorte d'étranglement, et vient empirer la situation au lieu de l'améliorer.

Malgré le traitement, nous voyons parfois persister un état de gonflement chronique, qui inquiète et gêne le malade, il pourrait durer indéfiniment, si l'on n'avait à lui opposer que les moyens cités plus haut. Mais il est un agent puissant pour provoquer la résolution et ramener l'organe à son état normal. Je veux parler de la compression méthodique, nous la pratiquons d'une manière qui nous donne de beaux résultats, nous nous servons d'un emplâtre qui enveloppe hermétiquement les bourses. Mais il ne faut pas oublier que pour retirer de ce moyen tous les avantages qu'il doit et peut procurer, il est nécessaire d'attendre pour l'appliquer, que la période inflammatoire soit passée, employé trop tôt notre emplâtre amènerait des accidents qu'il faut éviter.

6° La *lymphite*, ou inflammation des vaisseaux de la verge, est traitée par les moyens antiphlogistiques ordinaires.

7° *Inflammation des muqueuses. — Ophthalmie blennorrhagique.* — L'inflammation de l'œil, consécutive à la chaudepisse, demande un traitement énergique et prompt; il ne faut pas perdre un temps précieux à l'emploi des petits moyens; aussi, dès le premier jour, nous mettons tout en jeu, traitement général et local simultanément, saignée, sangsues, vomitifs, révulsifs, cautérisation; on a employé avec succès les contre-stimulants à l'intérieur, tartre stibié à haute dose, calomel associé à la belladone et à la jusquiame. Nous insistons sur les purgatifs, et en général nous n'avons qu'à nous en applaudir. Les révulsifs, vésicatoires aux tempes ou à la nuque ne conviennent, selon nous, qu'après que la violence de l'inflammation a diminué; il en est de même des fomentations résolutives. Du reste, l'intensité de la maladie et l'état du malade seront pris en considération par le médecin et modifieront son traitement suivant les circonstances.

8° *Douleurs articulaires.* — Notre traitement varie suivant que l'affection est aiguë ou chronique. A l'état aigu, sangsues, révulsifs, boissons diurétiques et calmantes, pommades résolutives... A l'état chronique, cette affection très tenace cède cependant assez vite quand les malades veulent ou peuvent s'astreindre à notre traitement. Quoique les auteurs vantent fort peu l'usage des liniments et des pommades, nous devons dire cependant que nous en avons retiré de grands avantages. Une compression bien faite sur l'articulation, quand celle-ci contient du liquide qui ne se résorbe pas est encore un moyen excellent. Mais tous ces agents locaux ne suffisent pas toujours, il faut recourir aux purgatifs et aux tisanes nitro-sédatives, et parfois même nous rappelons l'écoulement uréthral que nous n'arrêtons qu'après avoir convenablement préparé le malade. A ces moyens nous joignons un régime approprié et le repos, quand nous pouvons l'obtenir du malade.

9° *Balano-Posthite.* — Le traitement est subordonné à la cause et à la nature de l'affection. Si nous ne lui reconnaissons aucun caractère vénérien, nous nous bornons aux moyens locaux. Les lotions astringentes ou substitutives avec un peu de charpie ou un linge fin entre le prépuce et le gland ; quelquefois de légères cautérisations au nitrate d'argent. Si l'inflammation est vive, s'il y a phimosis et menace de gangrène, antiphlogistiques et opiacés, bains locaux émollients, etc... Injections entre le prépuce et le gland, cataplasmes saturnés.

Si nous reconnaissons à l'affection un caractère vénérien, outre le traitement local nous prescrivons un traitement antisyphilitique et dépuratif.

10° *Traitement de la blennorrhagie chez la femme.* — La différence dans la conformation des organes et dans le siége de l'inflammation entraîne nécessairement des différences dans le traitement.

1° *Inflammation de la vulve.*— Au début, quand l'affection n'est que superficielle, les bains locaux et généraux, les solutions, qui nous servent dans la balano-posthite, donnent ici de bons résultats. Mais si l'inflammation est profonde et menace de produire des abcès, il faut recourir à des onctions résolutives et calmantes, aux antiphlogistiques, etc. Dans tous les cas, à des boissons douces, etc.

2e *Vaginite.* — A l'état aigu, nous la traitons comme la chaudepisse aiguë chez l'homme. Mais quand la période inflammatoire est passée, nous avons recours à des injections spéciales qui nous ont toujours réussi. Mais ces injections doivent être faites avec un soin particulier; c'est un point auquel nous attachons une grande importance, surtout dans les cas où l'inflammation a gagné le col de la matrice.

3° *Uréthrite.* — Nous la traitons absolument comme celle de l'homme; c'est-à-dire qu'après la première période nous employons, à l'intérieur, les boissons nitro-sédatives, les balsamiques, et comme la *vulvite*, la *vaginite*, et l'*uréthrite* sont trois choses qui existent souvent deux à deux ou toutes les trois emsemble, il en résulte que le traitement est parfois très compliqué.

DEUXIÈME PARTIE

MALADIES VÉNÉRIENNES VIRULENTES.

GÉNÉRALITÉS.

C'est à cette section, bien autrement importante que la précédente, qu'il convient de réserver le nom de *syphilis* ou de *vérole*. Ces mots ne sont pas ou ne devraient pas être absolument synonymes. Pour nous, le mot *syphilis* s'appliquerait à tout accident aigu ayant pour cause le virus ou poison syphilitique et nous appellerions *vérole* l'infection constitutionnelle de l'individu. Quoi qu'il en soit des mots, occupons-nous de la chose. Qu'est-ce que la syphilis ?

Si la maladie était une et simple comme beaucoup d'autres, il serait aisé d'en donner une définition courte, claire et complète. Malheureusement, le mot de syphilis comprend un si grand nombre d'affections diverses quant à leur siége, leur marche, leur durée, les accidents qu'elles déterminent qu'il faut renoncer à les comprendre dans une même définition. Une seule chose leur est commune à toutes, c'est la cause première, c'est le père de cette famille nombreuse. Je veux parler du poison ou *virus syphilitique.*

Il n'est pas très facile de donner aux personnes du monde une idée de ce que c'est qu'un *virus.* Nous leur disons que c'est un poison ; cela est vrai relativement aux accidents qu'il produit dans le corps, mais si on compare un virus à l'un des poisons ordinaires la ressemblance disparaît. Un poison est une substance solide ou liquide qu'on peut voir, sentir et toucher. Il n'en est pas de même du virus, il est contenu dans un liquide ; pour la rage, dans la salive du chien enragé ; pour la morve, dans le pus d'un cheval morveux, et pour la syphilis, dans le pus d'un chancre ; mais ni la salive ni ni le pus ne sont le virus. Les recherches les plus minutieuses n'y font rien trouver qui n'existe dans la salive d'un chien bien portant ou dans le pus d'une plaie simple, ordinaire. Cependant il y a là quelque chose, un principe très énergique, une altération particulière des humeurs qui se manifestera par des effets terribles. Espérons que la science un jour isolera ce principe et le montrera aux yeux comme elle montre la nicotine, la strychnine et les autres poisons. En attendant, disons ce que nous savons sur le mode de production et de propagation des *virus.*

Un *virus* est toujours un produit animal comme un *venin,* seulement un venin est produit dans l'état de santé au moyen d'un organe spécial : tel est le venin des serpents et de certains insectes : les abeilles, les guêpes, les scorpions, etc., tandis que le virus est toujours le produit d'une maladie. Un venin introduit dans le sang détermine des accidents plus ou moins graves, mais qui ne reproduisent pas un venin. Les *virus* eux se reproduisent dans les maladies qu'ils font naître et peuvent se transmettre indéfiniment. Une autre différence réside dans le temps qui s'écoule entre l'absorption dans le sang d'un virus ou d'un venin, et les effets morbides qui en sont la conséquence ; les venins sont immédiatement suivis d'accidents. Les virus restent un certain temps à l'état d'*incubation* pendant lequel ils ne se manifestent pas au dehors. Ainsi, la rage ne se déclare chez une personne que trente ou quarante jours environ après qu'elle a été mordue par un chien enragé. Du reste, le principe du venin est aussi insaisissable que celui du virus. On voit cependant que leur manière d'agir n'est pas la même.

Ainsi, en résumé, un virus est un produit morbide accidentel sécrété par une plaie spéciale ou un organe malade ; ce produit mis en contact avec un corps sain s'y reproduit en déterminant une série d'affections toujours de même espèce.

Maintenant le lecteur est en mesure de nous comprendre quand nous disons la syphilis est un virus ; nous n'avons plus qu'à dire comment il se transmet et quels sont les accidents qu'il détermine.

Mode de contagion et de propagation du virus syphilitique. Dans l'immense majorité des cas, c'est par les rapports sexuels qu'a lieu la transmission, c'est donc presque toujours sur les organes de la génération qu'on observe les premiers effets de la contagion ; des baisers ou des attouchements peuvent cependant porter la maladie loin de son siége habituel. Nous verrons que l'allaitement est un mode assez fréquent de propagation. En résumé, toutes les fois qu'une ulcération virulente sera mise en contact avec une partie fine et délicate, il y aura grande chance de contagion ; si la partie touchée par la matière virulente est au vif par suite d'une déchirure, d'une plaie ou d'une ulcération quelconque, la contagion est à peu près inévitable. Tel est le mécanisme de ce qu'on appelle la *contagion immédiate.*

Mais comme le virus syphilitique peut à l'instar du vaccin se conserver assez longtemps sur un corps qui en est sali, on comprend qu'une pipe, qu'un verre, que les draps d'un vérolé, etc., peuvent servir d'intermédiaire à la contagion qui dans ce cas est *médiate.* Astruc indique un mode de contagion médiate qui suppose cependant une union sexuelle : « Une femme vue par un » homme gâté, si elle est vue peu de temps après par » un homme sain, peut gâter celui-ci sans qu'elle-même » ait été gâtée. » Ainsi, une femme (les filles publiques sont seules dans ce cas) pourra donner la vérole sans l'avoir elle-même.

Comme on le voit, il y a dans tous les cas application, contact de la matière virulente sur une partie quelconque du corps ; tout autre mode de transmission de la maladie n'est ni admis ni admissible.

Ce que nous venons de dire peut s'appliquer à d'autres virus ; arrivons aux phénomènes qui sont particuliers au virus syphilitique.

Définition. La syphilis est une maladie spécifique (se présentant toujours avec les mêmes caractères) propre à l'espèce humaine, ne naissant jamais spontanément, transmise par contact et par hérédité, présentant différentes périodes parfaitement distinctes, caractérisées chacune par des accidents spéciaux dont l'évolution et la marche sont connues d'avance.

Nous avons dit que la cause était le virus syphilitique; nous avons vu comment ce virus pénétrait dans l'économie, dans le sang et dans les humeurs; étudions les ravages qu'il y produit, en un mot, traçons le tableau des *maladies syphilitiques*.

DIVISION DES MALADIES SYPHILITIQUES.

Avant d'entrer dans l'histoire particulière de chacune des maladies, il est indispensable de les classer en plusieurs catégories distinctes par leur ordre de succession; leur degré d'importance relativement à l'infection de l'individu et de leur transmissibilité, et distinctes aussi par le traitement qui leur convient. Pour faire comprendre les bases de notre division, il est indispensable de traiter d'abord la grande question de l'*infection syphilitique.*

Pour certains auteurs, tout malade affecté d'une maladie syphilitique quelconque, même de celle que nous appellerons *primitive*, est fatalement et nécessairement infecté, il a contracté ce que nous appellerons bientôt la vérole constitutionnelle. D'autres médecins moins absolus pensent qu'il y a certains accidents locaux qui guérissent sur place et n'empoisonnent pas la constitution de l'individu, et ne retentiront pas dans la suite par le sang et les humeurs dans les diverses parties du corps. Nous entrons là dans des faits tellement délicats que nous sommes obligé de nous tenir dans une grande réserve et comme nous nous adressons aux gens du monde plus qu'aux médecins, nous leur dirons : toute ulcération qui se développera sur vos parties génitales n'est pas nécessairement de nature syphilitique et ne doit pas toujours vous amener l'effrayant cortége de la vérole constitutionnelle, mais ne vous en rapportez jamais à vous pour apprécier la nature de votre mal, si léger qu'il soit, car cette appréciation est souvent très difficile même pour des médecins instruits. Vous verrez bientôt qu'à son début la vérole la plus terrible commence par un petit bouton tellement insignifiant, que s'il naissait sur une autre partie du corps vous ne devriez pas y faire attention ; mais sur les organes génitaux, tout ce qui est anormal doit vous être suspect et l'on ne pourrait vous accuser d'excès de prudence que dans des cas que nous n'avons pas à vous indiquer, mais qui sont certainement rares.

Nous croyons qu'il existe des ulcérations aux parties génitales qui n'ont rien de commun avec la syphilis. Certaines affections dartreuses sont dans ce cas ; à l'article balano-posthite, nous avons parlé de certaines ulcérations qui ne sont pas de mauvaise nature ; mais, nous le répétons, ces faits d'ailleurs exceptionnels ne sauraient être appréciés par les malades.

Ceci convenu, revenons aux deux opinions que nous avons citées. On nous dit : certaines ulcérations, *certains chancres*, tout en étant de nature syphilitique, guériront sur place et n'infecteront pas l'individu ; nous serons de cet avis pourvu qu'on nous accorde qu'on ne peut pas le savoir d'avance, et que la nature ou plutôt l'aspect du chancre ne peut rien faire prédire avec certitude à ce sujet. Nous verrons plus tard qu'il y a plusieurs espèces de chancres quant à l'aspect extérieur, mais nous ne sommes pas convaincus que certaines espèces ne soient jamais que des affections locales; et si un certain nombre d'individus échappent à l'infection générale, nous croyons que cela tient plus souvent au traitement qu'ils ont suivi ou à leur constitution même qu'à l'aspect de leur chancre. Quoi qu'il en soit, certaines affections sont et demeurent locales et ne produisent que des accidents de voisinage; d'autres infectent l'individu et donnent naissance à la vérole constitutionnelle.

On nous comprendra donc quand nous dirons : il y a des maladies syphilitiques *primitives* et d'autres *consécutives*. Puis il y a des maladies syphilitiques *locales*, d'autres *générales*, et ici par générales nous voulons dire pouvant se développer dans n'importe quel point de l'économie et à n'importe quelle époque. Ainsi, un chancre, voilà une affection *primitive* et *locale*, il amène un *bubon*, le bubon est une affection *conséuctive*. Le chancre et le bubon guérissent, un long temps se passe et l'individu n'aura eu qu'une affection syphilitique locale; il n'aura pas la vérole constitutionnelle, mais nous avons soin de dire qu'il faut qu'un long temps s'écoule pour donner une sécurité complète. Au contraire, voici un autre chancre, il n'amène pas de bubon, parcourt ses périodes et arrive à la guérison. Bientôt une éruption particulière se montre à la peau, des ulcérations se déclarent dans la gorge, des pustules humides apparaissent à l'anus; plus tard des tumeurs se développent sur les os, etc.... Ce chancre, local d'abord, est le point de départ de l'infection générale, en un mot de la *vérole constitutionnelle*.

Poussons plus loin les subdivisions. Prenons la *vérole constitutionnelle*, de combien de maladies se compose-t-elle? On admet trois séries qne l'on désigne par leur ordre de succession.

1° Les accidents *primitifs* ;

2° Les accidents *secondaires ;*

3° Les accidents *tertiaires.*

Les accidents primitifs locaux sont indispensables pour créer la vérole constitutionnelle, mais ne la font pas naître fatalement. La graine est semée pour ainsi dire, elle peut germer ou ne pas germer. Mais aussitôt qu'apparaissent les accidents *secondaires*, nous ne disons pas *consécutifs*, la graine a germé ; la vérole est née.

S'il nous était possible de diviser les maladies syphilitiques en deux classes :

1° Celles qui infectent l'individu ;

2° Celles qui ne l'infectent pas.

Cette division serait bien commode pour les malades et pour les médecins. Malheureusement, cette division est impossible, parce que l'infection tient plus à la constitution du malade qu'à la maladie elle-même. Donc nous décrirons la vérole type, celle qui traîne à sa suite la nombreuse famille que nous ferons connaître, en déclarant une fois pour toutes que certains malades ont le précieux et trop rare privilége d'en prendre le germe et de ne pas lui permettre de se développer ; d'autres non moins heureux ont le bonheur d'en rester aux préliminaires. Mais qu'ils n'abusent pas de leur bonheur, la syphilis est aussi capricieuse que la fortune.

DES

AFFECTIONS SYPHILITIQUES EN PARTICULIER.

CHAPITRE PREMIER.

MALADIES SYPHILITIQUES PRIMITIVES.

Les auteurs qui regardent la chaudepisse comme une affection syphilitique la considèrent comme un accident primitif de la vérole; comme nous ne partageons pas leur opinion sur la chaudepisse simple et vraie, nous la rejetons du cadre des maladies vénériennes. Il ne nous reste alors que le chancre qui soit réellement primitif. Nous verrons que le chancre peut quelquefois siéger dans le canal de l'urèthre, il en résulte un écoulement qu'on a pu prendre pour une simple chaudepisse; or, après un pareil écoulement, on a vu apparaître tous les accidents de la vérole confirmée. Ici il n'y a de chaudepisse que l'apparence, il y a en réalité syphilis. Il est bon que les malades n'ignorent pas ce fait, afin de ne pas s'exposer, en négligeant une prétendue chaudepisse, à négliger un chancre, le premier degré de la vérole. Un grand nombre de rétrécissements consécutifs à une soi-disant chaudepisse, succèdent en réalité à un chancre du canal.

Pour nous, un chancre, quel que soit son siége, est toujours un chancre, et pour nous c'est bien réellement le seul accident primitif.

Je sais que certains auteurs, exclusivement préoccupés de la contagion, ont appelé primitifs certains accidents secondaires reconnus transmissibles, comme une *plaque muqueuse.* Sans doute pour l'individu sain jusqu'alors et qui contracte cette plaque muqueuse, elle est bien réellement primitive; mais s'il n'y avait jamais eu de chancres, y aurait-il des accidents secondaires transmissibles? Non. Donc le chancre mérite seul le nom d'affection primitive.

§ I.

Du Chancre.

Définition. — On donne le nom de chancre à une ulcération spéciale, déterminée, sur un point de la peau ou des muqueuses, par l'inoculation directe du virus syphilitique, soit pendant le coït, soit de toute autre manière.

Siége. — 188 fois sur 200, il siége aux organes génitaux. Chez l'homme, il occupe ordinairement le reflet, le cul-de-sac du prépuce et son limbe, souvent il est logé dans l'une ou l'autre des deux fossettes qui longent le frein ; on l'observe encore sur le gland, sur la peau de la verge, etc., etc. Chez la femme, il occupe en général la vulve, la face interne des grandes lèvres, les petites lèvres, l'angle de la fourchette, etc.

Des situations plus rares ont été observées. M. Mac-Carthy a trouvé pendant son internat 1 chancre à la narine, aux gencives, à la langue; 3 aux lèvres; 2 au menton; 4 à la main; 2 aux bourses; 15 à l'anus; 17 à l'orifice du canal; 3 à la cuisse. Ces différences de siége entraînent des différences d'aspect et de forme que nous signalerons.

Caractères et symptômes du chancre, incubation. — Lorsque le pus syphilitique est déposé et qu'il séjourne sur une surface saine, on admet qu'il y reste un certain temps à l'état de sommeil et ne produit rien de sensible à l'extérieur pendant quatre, cinq ou six jours, c'est là ce qu'on appelle l'*incubation*. Mais si la matière virulente rencontre une surface au vif, comme une déchirure ou une écorchure, alors il n'y a pas d'incubation, les phénomènes propres au chancre se manifestent immédiatement. On admet que le chancre présente trois périodes : 1° la *période pustuleuse ;* 2° la *période ulcéreuse ;* 3° la *période cicatricielle* ou de réparation.

Première période. Au bout de quatre ou huit jours après un coït impur apparaît une petite vésicule pleine d'un liquide qui devient promptement purulent; à cet état, ce petit bouton, semblable à un très petit bouton de la variole, prend le nom de *pustule.* Cette pustule crève, le pus sort et il reste à la place une toute petite ulcération, qui n'est autre que le chancre à son début.

Toutefois il est bon de prévenir les malades que cette petite pustule précédant le chancre s'observe rarement, soit parce qu'elle dure très peu de temps, et que l'attention n'étant pas éveillée de ce côté elle passe inaperçue, soit parce que le plus souvent, il existait une petite déchirure par laquelle le pus syphilitique s'est inoculé, il en est résulté d'emblée un ulcère d'abord très petit et qui n'a pas été précédé de pustule ; donc cette période manque souvent, et quand elle existe, elle est si courte, que les malades n'ont pas le temps de la constater.

Deuxième période. Période de progrès de la virulence. Celle-ci est longue, décisive et très importante, puisque c'est pendant son évolution que se fait ou ne se fait pas l'infection constitutionnelle; c'est le chancre proprement dit. Nous étudierons cette phase de la maladie avec attention.

Le chancre régulier se présente sous la forme d'un petit ulcère de la grandeur d'une petite lentille, il est parfaitement rond, s'élargit lentement et régulièrement. Son fond est dur, inégal et recouvert d'une couenne grisâtre ; les bords sont durs, taillés à pic, décollés, souvent denticulés, souvent ces bords sont tuméfiés et rétrécissent l'ouverture de l'ulcère de façon à le faire paraître plus petit qu'il n'est en réalité. Le tissu sur lequel repose l'ulcération est toujours plus ou moins induré, effet inévitable de l'inflammation. Autour de l'ulcération les tissus sont d'un rouge brun ou cuivré. L'induration qui occupe le fond et les bords de l'ulcère est ordinairement bien circonscrite et présente au toucher une élasticité particulière; elle ressemble assez, suivant l'expression de Bell, à la moitié d'un pois sec, qui serait placé sous l'ulcération. Le pus qui sort de ce chancre est peu abondant, mal lié, quelquefois sanguinolent, très irritant et tend, en se répandant sur les parties voisines, à y faire naître de nouveaux chancres.

Les caractères du chancre type que nous venons de tracer ont été parfaitement signalés par Hunter, ce qui a fait donner à cette ulcération le nom de *chancre huntérien*. En général, il n'y a qu'un seul chancre, au moins primitivement; quand il en naît d'autres, ils paraissent dus au contact du pus virulent qui découle du premier. Cependant il peut y avoir dès le début deux ou trois chancres et plus. Leur largeur est alors en raison inverse de leur nombre. Tant que le chancre est dans la seconde période, il tend à gagner en largeur et en profondeur. Plusieurs chancres de médiocre grandeur peuvent, en s'élargissant, se confondre par leur circonférence, il en résulte un large ulcère à bords sinueux, anguleux dont le pourtour semble composé de parties de circonférence inégales. Dans cette période de virulence, le pus sécrété est *essentiellement contagieux*, si on l'inocule avec la pointe d'une lancette sur la cuisse du malade, on est sûr de produire en ce point un chancre pareil au premier. Des médecins, par amour de la science, n'ont pas craint de faire sur eux-mêmes de ces expériences, et ont acquis des preuves non équivoques de la contagion.

Ce chancre *induré*, comme on l'appelle par opposition à d'autres qui ne le sont pas ou qui le sont moins, est malheureusement celui qui se rencontre le plus souvent; nous disons malheureusement, non pas qu'il fasse de grands désordres locaux, ni qu'il soit difficile à guérir, mais parce que de toutes les variétés c'est celle qui infecte le plus souvent l'individu. Nous verrons toutefois en parlant de la syphilis constitutionnelle, que le chancre huntérien n'est pas le seul, ainsi que l'ont soutenu certains auteurs, qui produise les phénomènes d'infection générale.

La période de progrès d'un chancre, offre quant à sa durée de nombreuses variétés, en moyenne elle dure *un mois*. On l'a vue se prolonger pendant une année.

Troisième Période. — Réparation et cicatrisation. — Le premier phénomène est un arrêt dans la marche ulcérative. Bientôt les caractères du mal changent d'apparence et de nature. Le fond de l'ulcère se nettoie, et de jaune grisâtre qu'il était, devient d'une couleur rosée, des petits mamelons rouges (bourgeons charnus) remplacent la membrane grise et couenneuse, l'induration des bords s'affaisse et est remplacée par ces mêmes bourgeons, ces mêmes bords se rapprochent du fond auquel ils adhèrent : En un mot, le chancre est transformé en une plaie simple, l'anneau d'un rouge cuivré qui l'entourait est remplacé par une zone d'un gris perlé. La petite peau de cicatrisation, partie des bords de la plaie, marche de la circonférence vers le centre avec une grande rapidité, bientôt une cicatrice complète et solide s'étend sur toute la partie primitivement ulcérée. La cicatrice elle-même disparaît quelquefois avec le temps, et dans ces cas, le chancre n'a pas laissé de trace.

Principales variétés de Chancre. — Dans un grand nombre de cas, l'ulcère primitif ne parcourt pas ses périodes avec la simplicité et la régularité que nous venons d'indiquer. Certaines conditions qui tiennent à la constitution du malade, viennent compliquer la maladie, changer l'aspect, la marche, la gravité de l'ulcère, éloigner sa guérison, et provoquer dans le voisinage des accidents parfois très graves. De là plusieurs variétés de chancres fort importantes à bien connaître. Nous citerons les principales.

C'est pendant la période de progrès, que le chancre dévie le plus souvent de sa marche régulière, pour prendre l'une ou l'autre des formes que nous allons indiquer.

1° *Chancre inflammatoire à tendance gangréneuse.* Il arrive assez souvent que chez des malades à tempérament sanguin, ou qui abusent des liqueurs alcooliques, chez d'autres qui ont suivi des traitements détestables, appliqué sur leurs chancres des substances nuisibles et des pansements mal faits, qu'une vive inflammation se développe autour du chancre avec chaleur et douleurs vives des parties. Les tissus qui entourent l'ulcère prennent la *teinte violette*, se mortifient, se ramollissent et se détachent par lambeaux des parties saines. Les pertes sont quelquefois très considérables. Tout le gland peut être ainsi emporté par la gangrène, d'autres fois, c'est une partie du canal de l'urèthre, le prépuce ou les grandes lèvres chez la femme. Il en résulte des difformités irréparables et qui gênent ou empêchent tout à fait les fonctions de l'organe, heureux quand la gangrène n'enlève pas la verge tout entière ainsi qu'on en a observé des exemples.

2° *Chancre phagédénique ou rongeant.* — Le mot *Phagédénique* voulant dire qui ronge les chairs, tout chancre ronge les chairs et est dès lors phagédénique ; mais on est convenu de réserver ce mot pour les chancres, qui dans leur travail destructeur, dépassent la limite ordinaire. Cette déviation dans la marche de l'ulcère chancreux est très commune et présente différentes formes qui ont fait admettre plusieurs espèces de chancres phagédéniques.

Causes. — Des pansements mal faits, l'emploi de substances et de certains topiques, la malpropreté, le contact de l'urine, un vice dans la constitution de l'individu, particulièrement le vice dartreux, le tempérament lymphatique, les excès, les veilles, les fatigues, la chloro-anémie, les scrofules, certains remèdes pris à l'intérieur, une vérole constitutionnelle antérieure, le scorbut, enfin une foule d'états qu'il serait trop long d'énumérer.

Caractères généraux du Chancre rongeant. — Sa forme d'abord arrondie devient très irrégulière, les bords d'une couleur brunâtre, plus ou moins découpés et décollés dans une grande partie de leur étendue, retombent dans la plaie, ils sont plutôt tuméfiés qu'indurés, quelquefois le malade n'éprouve pas de douleurs, d'autres fois les douleurs sont très vives, le fond de l'ulcère présente une sorte de détritus brun ou grisâtre comme dans la pourriture d'hôpital, la surface est saignante, le pus qui sort est abondant, gris, fétide, mêlé de stries de sang.

Comme son nom l'indique, le chancre rongeant tend à envahir et à détruire les tissus voisins, on en a fait des variétés suivant qu'il gagne en largeur ou en profondeur.

1o *Le Chancre serpigineux* a tous les caractères que nous venons d'indiquer, de plus il a une tendance à se promener sur une large surface, l'un de ses côtés guérit tandis que l'autre continue à ronger et à s'étendre sans gagner en profondeur, la ténacité de cette variété est souvent désespérante pour le malade et pour le médecin.

2° *Le Chancre térébrant.* Celui-là s'étend très peu en surface, mais il creuse toujours et détruit profondément les tissus. Tout ou partie du gland peut disparaître en peu de temps. Les artères et les veines qui sont en général épargnées, restent comme des cordes qu'il faut prendre garde de rompre. Comme le précédent ce chancre est souvent difficile à arrêter dans sa marche destructive.

3° *Chancre rongeant gangréneux.* — Il ne faut pas confondre cette variété avec le chancre inflammatoire gangréneux dont nous avons déjà parlé. Dans le premier la mortification frappe tout d'un coup une étendue plus ou moins grande de tissu, la partie morte tombe et la cicatrisation commence immédiatement. Ici la gangrène envahit peu à peu et successivement les tissus, gagne de plus en plus et n'a aucune tendance à s'arrêter et à se limiter. Aussi cette variété produit-elle des désordres épouvantables : prépuce, gland, urèthre, la verge tout entière, rien n'est épargné, et la vie elle-même est sérieusement menacée, si des moyens énergiques ne parviennent pas à enrayer les progrès du mal.

4° *Le Chancre diphthérique* est celui auquel s'ajoute la pourriture d'hôpital, nous ne faisons que le signaler, car il est probable qu'on ne le rencontre guère en dehors des hôpitaux.

Nous n'avons pas à parler ici du *Chancre induré* comme variété, ainsi que l'ont fait certains auteurs, puisque c'est de lui que nous avons fait le type du chancre. Pour nous le chancre est toujours induré à un certain degré, nous avons pour nous les autorités de Hunter, de Babington, de Vidal (de Cassis), et de bien d'autres. Nous ne revenons ici sur l'induration du chancre, que parce qu'une certaine école a prétendu, d'une part, qu'il y avait des chancres qui n'offraient pas de trace d'induration, et d'autre part, que les chancres indurés *seuls* pouvaient donner naissance à la vérole constitutionnelle, et même que l'induration était le commencement et la *preuve certaine* de l'infection générale.

Nous admettrons qu'il y a des chancres *plus ou moins indurés*, qu'il y en a de très indurés, d'autres qui le sont très peu, mais nous n'affirmerons jamais à un malade atteint d'un chancre *très peu induré*, un de ceux qu'on dit ne pas l'être du tout, qu'il n'aura pas la vérole constitutionnelle, nous serions démentis par un trop grand nombre de faits. D'ailleurs, les adeptes de l'école à laquelle nous faisons allusion, sont obligés de dire que l'induration prouve l'infection ; elle lui est donc postérieure, elle en est donc l'effet et non la cause. Cette doctrine, même présentée de cette façon, est encore fausse, car pour qu'elle fût soutenable, il faudrait, d'une part, que tout vérolé eût présenté ce qu'ils appellent un chancre *induré* (ce que nous appelons nous un chancre très induré) ce qui n'arrive pas à beaucoup près toujours, et d'autre part, que jamais un chancre *non induré*, n'eût été suivi d'accidents d'infection générale, ce qui est encore plus contraire à l'observation des faits.

Pour nous, tout malade atteint d'un chancre quelconque, doit craindre l'infection, l'aspect du chancre ne peut rien faire prédire de certain à ce sujet. Il faut attendre l'apparition de certains accidents que nous ferons connaître et qui ne laissent aucun doute sur l'infection générale ; toutefois, nous croyons que le chancre fortement induré est un indice sinon certain, du moins probable que la vérole constitutionnelle est établie.

Pronostic. — D'après ce que nous avons longuement exposé, on sait déjà à quels éléments un chancre emprunte son plus ou moins de gravité : 1° à sa nature rongeante, gangréneuse et aux autres variétés qui dépendent du traitement suivi par les malades et de leur propre constitution ; 2° à leur situation : toutes choses égales, un chancre situé dans le canal, est plus grave que s'il occupait le gland, parce qu'en guérissant, il laissera une cicatrice qui produira un rétrécissement du canal, et parce qu'aussi le malade pourra méconnaître son existence en le confondant avec une chaudepisse ; 3° enfin, la plus grande gravité dépend de la possibilité de l'empoisonnement général du malade, si sa constitution s'y prête, et s'il a attendu trop tard à se soumettre à un traitement bien dirigé.

ACCIDENTS CONSÉCUTIFS AU CHANCRE.

§ II.

1° *Phimosis.*

Il y a *phimosis* quand le prépuce trop étroit ne permet plus de découvrir le gland. Nous ne parlerons point ici du phimosis de naissance ni de tous ceux qui peuvent dépendre de causes étrangères à la syphilis. Nous avons vu qu'on l'observait quelquefois à la suite d'une chaudepisse et d'une *balano-posthite.* On conçoit que si un ou plusieurs chancres se développent sur le prépuce celui-ci, devenu plus ou moins induré, perd sa souplesse et son élasticité; on ne peut plus le ramener en arrière. Il y aurait même danger à tenter cette manœuvre, car on pourrait réussir à découvrir le gland et ne plus pouvoir ramener le prépuce en avant : il y aurait alors *paraphimosis.*

Quelquefois le phimosis naît de l'inflammation du prépuce sous l'influence d'un chancre; cette inflammation peut devenir phlegmoneuse. Il se forme dans son épaisseur des abcès qui s'ouvrent soit en dedans soit en dehors. Si le pus s'accumule dans la cavité préputiale, il peut en résulter des accidents sérieux.

Enfin le phimosis peut être le résultat des cicatrices qu'ont laissées des chancres du prépuce. Dans ce cas, il est permanent; il n'y a qu'une opération, la circoncision, qui puisse en délivrer le malade.

2° *Paraphimosis.*

Le paraphimosis est l'étranglement de la verge derrière la couronne du gland par l'anneau du prépuce. Il peut arriver par deux mécanismes différents :

1° Il peut succéder à un phimosis qu'on est parvenu à forcer;

2° Chez les individus qui ont le gland habituellement découvert, il peut arriver que la verge se tuméfie considérablement. L'ouverture préputiale qui d'abord était assez large pour permettre au prépuce de se mouvoir sur le gland, devient trop étroite.

Le premier mode d'étranglement, celui qui a été précédé du phimosis, produit des effets bien plus rapides et bien plus graves que le premier ; cela se conçoit, car dans ce cas l'ouverture du prépuce est *absolument* trop étroite, tandis qu'elle ne l'est que *relativement* dans le second cas.

3° *Bubon.*

Le *bubon, adénite, poulain,* est un engorgement des glandes, presque toujours des glandes de l'aine. Les autres sont rares et ne présentent d'ailleurs rien qui ne s'applique à ceux dont nous allons nous occuper.

Les bubons succèdent à beaucoup d'autres affections que le chancre. Si nous les plaçons ici comme des accidents consécutifs aux chancres, c'est uniquement parce que le chancre en est la cause la plus commune.

Relativement à la cause du bubon, nous en ferons deux classes :

1° Le bubon qui succède à toute affection, soit des organes génitaux sans être de nature syphilitique, soit des membres inférieurs. Nous mettons dans cette classe les engorgements de l'aine, qui accompagnent quelquefois la chaudepisse simple. Nous n'avons pas à nous occuper de cette classe d'adénites.

2° Le bubon consécutif à un chancre. Celui-ci présente trois variétés.

Causes.—La plaie vénérienne est une cause prédisposante, mais elle ne suffit pas seule à produire le bubon. Ainsi le sexe a une influence. Le bubon est au moins deux fois plus fréquent chez l'homme que chez la femme. La classe ouvrière, qui se livre à des travaux pénibles et qui n'observe aucun soin hygiénique, y est aussi bien plus sujette que la classe aisée. Le tempérament lymphatique exerce encore une grande influence.

L'ulcère syphilitique peut se trouver dans des conditions plus ou moins favorables à la production du bubon. Les chancres du prépuce chez l'homme, et ceux qui sont voisins du méat urinaire chez la femme, sont ceux qui donnent le plus souvent lieu aux engorgements inguinaux.

En général, le bubon naît du même côté que le chancre; cependant il y a des exceptions. Quand il y a un chancre de chaque côté du prépuce, il y a ordinairement un bubon à chaque aine.

Disons quelques mots sur chacune des trois variétés de bubon syphilitique.

Première variété. — Bubon d'absorption. — Il se développe pendant la période de progrès d'une ulcération virulente ; il se manifeste le plus souvent une semaine après le début de l'accident primitif. Mais il peut naître beaucoup plus tard. Il siége dans l'un des ganglions (ou glandes de l'aine); il se termine toujours par suppuration. La plaie qui résulte de son ouverture revêt la forme du chancre et fournit un pus contagieux comme celui du chancre lui-même. Cependant ce bubon n'est pas un signe d'infection générale.

Deuxième variété. — Bubon indolent. — Celui-ci n'est pas franchement consécutif à l'ulcération de la verge. Il ne cause pas de douleurs ; sa marche est longue ; il dure des années, et disparaît très lentement, il ne suppure pas. Il y a souvent plusieurs ganglions de tuméfiés. Suivant les auteurs, ce bubon serait un signe de vérole constitutionnelle.

Troisième Variété. — *Bubon constitutionnel secondaire.* — Comme on le voit, cette adénopathie ou engorgement des glandes rentre dans la classe des accidents secondaires ou de la vérole confirmée. Chose singulière ! cet engorgement ne se montre pas aux aines, mais dans les glandes du cou. Il n'acquiert jamais un gros volume ; il ne suppure jamais ; on le voit souvent accompagner certaines dartres de nature syphilitique, qui se développent sur la peau de la tête, et quelques personnes le croient même consécutif à ces éruptions.

Le bubon commun, primitif qui complique le chancre n'est point un signe d'infection constitutionnelle, c'est lui qu'on rencontre le plus souvent ; voilà pourquoi nous avons placé ici les bubons au nombre des accidents locaux, bien que parmi eux il y en ait qui soient un signe certain de vérole confirmée.

§ III.

TRAITEMENT DES ACCIDENTS PRIMITIFS.

C'est principalement au point de vue du traitement que les divisions que nous avons établies dans les maladies syphilitiques, ont une grande importance. Nous les suivrons dans leur ensemble, c'est-à-dire que nous traiterons, dans des articles séparés, des remèdes qui conviennent aux *accidents primitifs*, puis aux *accidents secondaires* et enfin aux *accidents tertiaires*.

1° *Accidents primitifs.*

Traitement du chancre. — Nous avons deux indications à remplir : 1° guérir la plaie, l'ulcération locale ; 2° prévenir, s'il se peut, l'infection de l'individu. Le premier but est assez facile à obtenir; le second est beaucoup plus difficile, et comme celui-là est le seul important, le soin qu'on apporte aux pansements locaux a pour but d'atteindre le poison s'il en est temps encore.

1° *Traitement local.* — Hunter s'est fait le raisonnement suivant : Si, comme on ne saurait en douter, le chancre est le premier accident de la vérole, pour prévenir cette terrible maladie, il faut et il suffit d'extirper le chancre. Ce raisonnement serait sans réplique si le chancre qui contient le poison syphilitique pouvait être enlevé *avant* que ce même poison eût eu le temps de dépasser les limites du chancre. La méthode, dite *abortive*, serait alors constamment suivie de succès. Malheureusement, l'absorption du poison se fait avec une grande rapidité, et il est bien rare que les malades arrivent assez tôt pour qu'on puisse se vanter de prévenir la vérole en supprimant le chancre. Il nous arrive souvent des malades atteints de syphilis confirmée qui nous racontent que tel médecin a cautérisé leur chancre au début, en leur affirmant qu'ils n'auraient pas la vérole. Pour notre part, nous ne nous exposons pas à de pareils démentis, quand nous employons la méthode abortive, nous ne donnons pas aux malades des espérances pour des certitudes, car nous savons que souvent nous aurions à nous repentir de laisser le malade dans une fausse sécurité. Dès le début nous employons le traitement antisyphilitique, et nous nous en applaudissons.

Nous ne voulons pas dire que la cautérisation immédiate, c'est-à-dire à une époque aussi rapprochée que possible du début du chancre, soit une pratique à dédaigner. Pour notre part, nous l'appliquons souvent, mais nous pensons qu'il ne faut pas s'en tenir là ; il est une série de moyens locaux que nous croyons très propres à prévenir l'infection et à hâter la cicatrisation.

Lorsque le chancre est bien établi, sa cautérisation, ne l'ayant pas fait avorter, nous le pansons de différentes manières suivant ses variétés. Pour le chancre ordinaire, nous employons les lotions de vin aromatique, les pommades détersives. Quelquefois nous avons recours à des solutions plus astringentes que le vin aromatique. Mais toutes les fois que les malades éprouvent de la douleur, nous modifions les lotions. Quand le chancre est très humide, le calomel en poudre produit de bons effets. Dans certains cas, une légère cautérisation avec le nitrate d'argent régularise le fond et les bords de l'ulcère et hâte la cicatrisation.

Quand le chancre est *phagédénique*, les moyens précédents ne suffisent plus; les pansements sont plus fréquents, les cautérisations sont faites avec des liquides caustiques d'une grande énergie ; des fomentations avec le tartrate ferrico-potassique; l'emplâtre de Vigo donne quelquefois d'excellents résultats.

2° *Traitement général.* — Nous ne partageons pas l'opinion des médecins qui pensent qu'on doit se borner au traitement local tant que le chancre n'est pas induré. Nous nous sommes expliqué sur cette induration. Tout le monde convient que l'induration est un signe d'infection; or, il est un peu tard d'essayer de prévenir l'infection quand on a la preuve qu'elle est faite. Donc nous n'attendons pas l'induration pour administrer les antisyphilitiques à l'intérieur et le sirop dépuratif simple ou composé, des tisanes également dépuratives et de temps en temps un purgatif léger. Bref, nous associons au traitement local un traitement antisyphilitique général. Nous nous efforçons d'expulser au dehors et de neutraliser le poison avant qu'il ait infecté toute l'économie, et nous pouvons dire que cette méthode nous a toujours réussi.

Traitement du phimosis consécutif au chancre. — Bains locaux émollients; injections émollientes entre le gland et le prépuce. En général ces moyens suffisent. Cependant si au bout d'un certain temps on ne peut pas parvenir à découvrir le gland et le chancre qui a causé et qui entretient le phimosis, il est nécessaire de recourir au bistouri, car le chancre, abandonné à lui-même entre le prépuce et le gland, pourrait causer de grands ravages. Une fois le chancre à découvert, on le panse comme il a été dit ci-dessus.

Le *paraphimosis* devra être réduit après avoir préalablement appliqué des compresses froides. S'il y a complication de chancre, il faut en tenir compte.

Traitement du bubon. — Le bubon consécutif au chancre présente trois variétés, dont il faut tenir compte dans le traitement. Trois indications se présentent à remplir : 1° empêcher le bubon de naître; 2° s'il est né, l'empêcher de suppurer; 3° s'il suppure, le traiter de la manière la plus convenable. Ces trois indicatons ne conviennent pas toutes aux trois variétés du bubon. Ainsi il en est deux qui ne suppurent pas, et il en est un, le bubon constitutionnel, qu'on ne peut prévenir qu'en prévenant la vérole elle-même. Le bubon inflammatoire est le seul qui comporte les trois indications.

1° *Moyens préventifs.* — Le malade, affecté d'un chancre, devra suivre une hygiène sévère et ne se fatiguer d'aucune manière. D'un autre côté, les pansements du chancre seront faits de manière à ne pas irriter l'ulcère, car d'un traitement local bien fait ou mal fait dépend souvent l'apparition des bubons.

2° *Moyens abortifs.* — Si malgré les précautions indiquées ci-dessus, un engorgement ganglionnaire s'annonce, il faut le plus tôt possible en tenter la résolution. Dans ce but, on a employé la glace, la compression, un vésicatoire sur la tumeur ; ces moyens ne réussissent presque jamais. Nous préférons les cataplasmes et les pommades résolutives ; en même temps nous administrons quelques légers purgatifs, des tisanes douces, légèrement diurétiques. Nous conseillons en outre le repos et une diète plus ou moins complète suivant l'état général du malade.

Si, malgré l'emploi de ce traitement, la rougeur et la douleur persistent dans la tumeur, si la fièvre ne cesse pas, si la tumeur est le siége d'élancements et de douleurs pulsatives non interrompues, il ne faut plus compter sur la résolution. Un abcès se forme ; la suppuration est certaine.

3° *Traitement du bubon suppuré.* — Le pus étant formé, il est de toute nécessité qu'il soit expulsé au dehors. Les moyens d'atteindre ce but ne manquent pas ; dans le choix que fera le chirurgien, il doit être guidé par les indications suivantes : guérir l'abcès le plus vite possible en laissant le moins de cicatrices possible. Il n'est pas toujours aisé de concilier ces deux exigences du malade. Les petites ponctions multiples ne laissent pas de cicatrices. Mais si, par malheur, chaque petite incision s'ulcère et forme chancre, ce qui arrive quelquefois, il en résulte bientôt un vaste ulcère qui laissera ce qu'on voulait éviter, une cicatrice difforme. Une grande incision unique laisse toujours une cicatrice. C'est au médecin à tenir compte d'une foule de circonstances pour choisir tel ou tel moyen. Si le malade, dès le début, de son chancre, s'est soumis à un traitement antysiphilitique, il y a bien moins à craindre que l'incision du bubon prenne l'aspect et la dégénérescence chancreuse.

Quant aux bubons indolents et qui ne suppurent pas, comme ils sont liés à l'infection syphilitique, outre les pommades fondantes et résolutives, on insistera sur le traitement interne que nous ferons connaître dans l'article suivant, le traitement local ne suffit pas pour en amener la résolution qui ne s'obtient jamais que lentement et d'une manière insensible. Si le traitement spécifique interne laisse l'engorgement stationnaire, ce qui arrive quelquefois, il faut s'assurer qu'il n'existe pas quelque complication. Il est rare qu'on ne trouve pas alors quelque vice comme la scrofule, alors les antiscrofuleux seront administrés en même temps que les antisyphilitiques, et la résolution nc tardera par à marcher régulièrement.

En terminant ce que nous avions à dire du traitement des accidents primitifs, disons que si nous n'avons insisté que sur les traitements locaux, nous entendons expressément que la médication générale et spécifique sera instituée dès le début. Car, ainsi que nous l'avons dit, le grand point n'est pas de guérir l'accident primitif local; il faut empêcher l'infection constitutionnelle. Si l'on n'y réussit malheureusement pas toujours, du moins les accidents consécutifs sont èt bien moins nombreux et bien moins graves.

CHAPITRE II.

§ I.

VÉROLE CONSTITUTIONNELLE. — GÉNÉRALITÉS-PRODROMES.

Jusqu'ici les accidents que nous avons décrits ne nous ont donné que des présomptions relativement à l'infection générale de l'individu. Nous en exceptons cependant le bubon multiple induré qui, ainsi que nous l'avons dit, est un signe certain de vérole constitutionnelle. Le chancre très induré doit inspirer de très grandes craintes, mais cependant il peut laisser encore quelque espoir de salut.

A une époque plus tardive, mais qui ne dépasse guère *six mois* en général, on voit apparaître un ensemble de symptômes qui indique d'une manière certaine que l'empoisonnement syphilitique s'est opéré. De locale et passagère que pouvait être la syphilis, elle est devenue générale et chronique. Et non seulement elle a frappé le père et la mère d'un vice particulier du sang et des humeurs, mais elle ira frapper jusqu'aux enfants, elle empoisonnera jusqu'aux sources mystérieuses de la vie, ainsi que nous le montrerons quand nous parlerons de l'*hérédité de la syphilis.*

La série des affections que nous avons appelées *secondaires* apparaissant avec tous ses caractères, le malade n'a plus d'espoir que dans un traitement sérieux et régulier, car la vérole n'est pas comme certaines autres maladies que la nature et le temps guérissent. La vérole avec le temps ne fait qu'étendre de plus en plus ses ravages ; il n'y a pas d'exemple de guérison spontanée. Heureusement, la science possède des remèdes sûrs et très énergiques. Malheureusement, il n'y a qu'un petit nombre de médecins spéciaux qui sachent bien les employer. Les personnes du monde ne savent pas ce qu'il faut de temps, de patience et d'habitude pour prévenir ou pour combattre les nombreux accidents auxquels les vérolés sont exposés. La série successive des accidents *secondaires et tertiaires* qui constitue rigoureusement la vérole confirmée et bien établie est précédée d'un ensemble de symptômes qui annoncent qu'un grand trouble s'accomplit dans l'organisme ; quelques auteurs ont donné à ces prodrômes le nom de *fièvre syphilitique.*

Prodrômes des accidents secondaires ou fièvre syphilitique. — Les malades éprouvent dans tout le corps une courbature et des lassitudes ; ils sont tristes et semblent pressentir une maladie grave. Les yeux sont ternes et renfoncés, les cheveux se dessèchent et tombent. Ils ont des pesanteurs de tête et des douleurs assez semblables à la migraine. Souvent cette migraine est augmentée par la chaleur du lit ; quelquefois la douleur est vive comme celle des névralgies. On observe aussi des douleurs dans les articulations, aux reins, à la nuque, à la poitrine, sur les côtes. Ces douleurs qu'on a nommées *rhumatoïdes*, ne sont pas continues, et sont en général plus vives la nuit. Hunter connaissait, il y a longtemps, cet état de souffrance qui, disait-il, ressemblait beaucoup à la *fièvre rhumatique*. Il comparait avec raison les douleurs qui l'accompagnent aux *douleurs rhumatismales*.

Outre les douleurs rhumatoïdes, on observe encore comme un prodrôme presque constant, le gonflement des glandes de la région postérieure du cou. Ce symptôme annonce d'une manière sûre l'infection.

Un autre signe prodromique est la chute des cheveux.

Enfin, l'état du sang est profondément modifié. Les analyses de M. Grassi ont prouvé que le sang des syphilitiques se rapprochait de celui des chlorotiques, c'est-à-dire des personnes affectées des *pâles couleurs*. En outre, ce sang, inoculé à un individu sain, pourrait lui communiquer la vérole. Un médecin allemand, M. Waller a fait à ce sujet une expérience qui ne laisse pas de doute.

L'ensemble des prodrômes que nous venons d'indiquer sont rarement réunis chez le même individu, et souvent ils sont si légers, que les malades s'en aperçoivent à peine. Le signe le plus constant et le plus certain est l'engorgement des ganglions du cou.

VÉROLE CONSTITUTIONNELLE EN PARTICULIER.

§ II.

Accidents secondaires.

Sous ce titre on réunit un certain nombre d'affections syphilitiques consécutives qui ne sont pas séparées du groupe des accidents *tertiaires* par une ligne bien tranchée : quoi qu'il en soit on range dans cette classe : *le bubon indolent et constitutionnel*; dont nous avons parlé, *les douleurs névralgiques rhumatoïdes, l'alopécie (chute des cheveux) la pustule plate ; les différentes syphilides (affection dartreuses syphilitiques) l'iritis, les végétations, les ulcérations de la gorge.*

Parmi ces affections, il en est qui sont incontestablement contagieuses, comme le chancre ; à ce titre elles se rpaprochent des accidents primitifs. C'est par elles que nous commencerons.

1° *Pustules ou Plaques muqueuses.* — Leur forme leur a fait donner aussi le nom de *pustules plates*, ce sont en effet des élevures assez semblables à des disques ou à des portions de disques appliqués sur la peau ou les membranes muqueuses.

Contagion. La transmissibilité de la plaque muqueuse d'un individu à un autre par des rapports intimes est un fait généralement admis ; des faits nombreux ont mis ce point hors de doute ; en voici un caractéristique : un homme se présente avec des pustules plates du côté gauche des bourses, la vulve de la femme qu'il a vue en avait du côté droit.

Siége. Comme leur nom l'indique les plaques muqueuses s'élèvent sur la peau fine et rouge qui recouvre les orifices naturels, exemple la peau des lèvres, et qu'on appelle *membrane muqueuse.* Ainsi ces plaques naîtront sur la vulve, à l'anus, aux lèvres, elles envahissent aussi la peau fine de certaines régions, celle de la verge, des bourses, du pli de l'aine, les angles des lèvres, l'aile du nez, le mamelon, la bouche, les joues, le palais, les amygdales, l'oreille.

Causes. Les femmes y sont plus sujettes que les hommes, sans doute parce que leur muqueuse génitale est plus étendue et qu'elles ont la peau plus fine, le tempérament lymphatique y prédispose. La malpropreté, l'embonpoint, la transpiration âcre et abondante, la marche en irritant les parties, favorisent leur développement.

Symptômes. Elles peuvent naître immédiatement après des rapports avec une personne qui en est atteinte, quand elles sont précédées d'un chancre, elles suivent en général d'assez près l'apparition de ce dernier, quinze jours, trois semaines, un mois. Quelquefois un chancre se transforme en plaque muqueuse. Le début est quelquefois une petite saillie dont la surface au vif est granuleuse et violacée, d'autres fois c'est une tache rouge dont l'épiderme s'en va pour laisser à nu une surface rouge violacée et sécrétante.

Quel que soit le début de cette affection, si on l'abandonne à elle-même, elle augmente peu à peu en épaisseur et en largeur, plusieurs plaques voisines peuvent se réunir et forment de larges surfaces sillonnées par des rainures et fournissent un pus d'une odeur infecte ; l'odeur est surtout intolérable quand les plaques siégent aux organes génitaux ou à l'anus, peu à peu chaque granulation végète, la sécrétion diminue, des excroissances d'aspects très divers et de volume quelquefois énorme ont succédé aux plaques, elles ressemblent à des crêtes de coq, à des champignons, à des choux-fleurs.

Les plaques muqueuses qui siégent sur des parties autres que les organes génitaux et l'anus ont des aspects qu'il est bon de connaître et qui diffèrent suivant les régions.

Au nez. Elles sont en dehors ou en dedans des narines, elles sont quelquefois plus petites qu'une tête d'épingle, on les trouve souvent dans le sillon qui sépare l'aile du nez de la joue, quelquefois le sillon est pris tout entier par une longue plaque qui après guérison laisse une tache rouge. En dedans des narines elles sont souvent recouvertes de croûtes que les malades détachent et qui se succèdent longtemps.

A la bouche, aux angles des lèvres. Elles sont granuleuses en général, il y en a une à la lèvre supérieure et l'autre à la lèvre inférieure, elles sont séparées par une fissure qui persiste, ces plaques sont très souvent méconnues et prises pour de simples gerçures.

A la langue. Elles sont grandes, elliptiques, et s'ulcèrent quelquefois.

Au voile du palais et *aux amygdales.* On les méconnaît souvent parce qu'elles ne sont pas saillantes, les malades ont tous les signes d'un mal de gorge avec un peu de rhume; en regardant avec soin on voit des plaques d'un blanc grisâtre; les plaques muqueuses de la bouche sont des plus tenaces, surtout chez les individus qui les irritent par l'usage du tabac et par les boissons alcooliques.

Au col de la matrice. Les plaques sont souvent d'un gris rosé, un peu plus grandes qu'une lentille.

Au mamelon. On voit quelquefois une excavation tapissée par une plaque qui déborde un peu, l'aspect en est grisâtre, humide, lisse, avec suintement muco-purulent.

Les plaques muqueuses, sous l'influence d'un bon traitement, disparaissent assez vite quand elles ne sont pas anciennes et qu'elles n'ont pas pris de grandes proportions ; quand elles sont dégénérées, il faut beau- de persistance pour en débarrasser les malades.

2° *Végétations.* — On distingue sous ce nom des productions de la peau semblables soit à des *crêtes de coq*, soit à *des framboises* ou à *des choux-fleurs.*

Siége. Le même que celui des pustules ou plaques muqueuses.

Nature. Certains syphiliographes pensent que les végétations peuvent succéder à une simple irritation, à une balanite, à une chaudepisse, mais d'autres auteurs d'une autorité non moins grande les considèrent comme étant d'une nature syphilitique. 1° On ne les observe jamais chez des garçons ou des filles vierges, malgré les balanites des uns et les inflammations vulvaires des autres; 2° parce que la nature contagieuse de ces végétations est incontestable.

Les végétations ont une tendance désespérante à se reproduire.

3° *Maladies de la peau, syphilides.* — On appelle *syphilides* des affections dartreuses de la peau qui reproduisent toutes les formes des maladies de peau ordinaires, mais avec un aspect et un cachet qui décèlent leur origine syphilitique. Le mot de *syphilides* inventé par Alibert est très heureux, parce qu'il donne immédiatement une idée de la nature même de l'affection, quelle que soit sa forme extérieure.

L'étude de ces éruptions de la peau est d'une haute importance; le malade qui s'en voit atteint peut être sûr qu'il est infecté s'il a eu préalablement quelque maladie vénérienne. Le médecin qui voit un malade dont il ne connaît pas les antécédents, sait tout de suite qu'il n'a pas à traiter une maladie de peau ordinaire, mais en réalité une vérole constitutionnelle.

Les variétés de ces espèces de dartres syphilitiques sont innombrables, nous ne croyons pas nécessaire de les décrire toutes avec les détails qu'elles comportent, les malades ne pourraient pas se reconnaître au milieu de nos descriptions ; nous indiquerons seulement les caractères communs à toutes ces éruptions, et ceux qui sont particuliers aux espèces les plus communes.

CARACTÈRES GÉNÉRAUX DES SYPHILIDES.

Couleur. Ce caractère qui frappe tout d'abord est d'une observation facile et n'a échappé à aucun observateur ancien ou moderne. Fallope comparait cette couleur à la *chair de jambon*, Astruc au *rouge cuivre.* Cette couleur rouge varie un peu suivant l'âge et la constitution du malade et suivant aussi l'âge et l'espèce de l'éruption. Cette couleur ne disparaît pas par la pression du doigt, le froid la rend plus apparente.

Forme. Après la couleur, la forme est le trait le plus caractéristique. Les syphilides sont en général d'une forme arrondie, elles forment des cercles ou fragments de cercles, elles se groupent en anneau, en croissant, en huit de chiffre. Cependant il est des éruptions non syphilitiques qui ont ce caractère mais il est moins tranché. Il y a longtemps que l'éruption vénérienne qui pousse au front a été comparée à *une couronne* le mot *corona veneris* (couronne de Vénus) est déjà bien vieux.

Ulcérations. — Les dartres syphilitiques s'ulcèrent

beaucoup plus souvent que les dartres ordinaires, les ulcérations sont tantôt très superficielles suivant l'espèce de syphilide et aussi suivant la constitution de l'individu ; tantôt elles sont profondes, alors elles sont régulièrement rondes, leurs bords sont coupés à pic. Le fond est grisâtre ou sanguinolent. Ces caractères s'observent surtout aux jambes. Ces ulcères s'agrandissent, soit régulièrement, soit en frappant de mortification un point de leur pourtour. La cicatrisation s'en fait en général plus vite que celle des ulcérations résultant des dartres ordinaires. Vidal (de Cassis) cite un malade sur lequel il observa cinq ulcérations de ce genre, l'une à la cuisse avait 19 centimètres de long sur 16 de large, l'autre à la jambe 15 centimètres de long sur 10 de large; les trois autres sont plus petites; le malade épuisé avait employé tous les traitements et ne dut sa guérison qu'à un pansement méthodique avec les bandelettes de Vigo.

Cicatrices. — Quand elles sont récentes, elles ont la couleur bronzée, plus tard elles pâlissent mais conservent longtemps une auréole d'un rouge cuivré.

Tous ces caractères ont sans doute une grande importance, mais il n'y a que l'œil exercé d'un praticien qui soit sûr de reconnaître à son seul aspect la nature syphilitique d'une éruption dartreuse. Nous engageons donc les malades qui ont eu des affections syphilitiques primitives et qui longtemps après voient une éruption se déclarer chez eux, à ne pas s'en rapporter pour l'appréciation de cette éruption aux lumières qu'ils pourraient puiser ici ou ailleurs, car nous sentons que toute description est insuffisante pour donner une idée exacte du cachet de ces affections, il faut en avoir vu beaucoup pour ne pas s'y tromper.

Gravité. — Par elles-mêmes, les dartres syphilitiques causent rarement des accidents sérieux, mais ce qui les rend très graves, c'est qu'elles défigurent plus ou moins les individus en inscrivant sur leur figure la preuve qu'ils sont atteints d'une maladie qu'on voudrait cacher, en second lieu c'est la ténacité que montrent certaines d'entre elles; enfin pardessus tout, c'est qu'elles sont, ainsi que nous l'avons dit déjà, un signe certain de vérole constitutionnelle.

DE QUELQUES SYPHILIDES EN PARTICULIER.

Ainsi que nous l'avons annoncé, nous ne nous engagerons pas dans l'étude des nombreuses variétés de syphilides, car nous n'y voyons aucune utilité pour le malade. Nous en indiquerons seulement quelques-unes qui sont bonnes à connaître, soit par leur époque d'apparition, soit pour leur gravité.

1° *Roséole.* — Cette éruption ressemble beaucoup à la rougeole. La peau se couvre de taches rouges irrégulières qui disparaissent sous la pression du doigt. La couleur, qui est d'un rouge vif au début passe ensuite au rouge cuivré, on l'observe principalement sur le ventre, à la base de la poitrine, aux flancs, au cou, au visage, aux bras.

Le plus souvent cette éruption n'est précédée d'aucun symptôme et c'est pour ainsi dire par pur hasard que le malade s'aperçoit qu'il est couvert de taches rouges, d'autres fois elle est précédée de malaise, de courbature, de maux de tête et de fièvre.

La durée est variable depuis trois jours jusqu'à un mois, la couleur rouge s'efface peu à peu, elle est remplacée par des plaques brunes qui résistent à la pression du doigt et qui ne s'éteignent qu'à la longue.

Cette espèce de rougeole syphilitique n'a aucune gravité, nous ne la signalons à l'observation des malades qu'à cause de sa précocité; elle suit le chancre de très près, il n'est même pas rare de la voir apparaître pendant le développement du chancre, le malade se trouve donc averti de très bonne heure qu'il a contracté l'infection syphilitique.

2° *Psoriasis* — Cette variété s'observe assez souvent et à une époque voisine des accidents primitifs, nous en dirons quelques mots parce qu'elle est facile à reconnaître. Le psoriasis (d'où vient sans doute le mot *psore* si familier aux gens du monde) est une dartre composée de petites écailles, de petites lames sèches, blanches ou grisâtres réunies en plaques plus ou moins brillantes, sur un fond légèrement saillant et d'un rouge sombre cuivré. Quelquefois au lieu de plaques on observe des cercles qui vont en s'élargissant, se coupant les uns les autres, de manière à former des *s* des 8 de chiffre, etc. Ces deux variétés s'observent sur le torse et les membres.

Une variété de psoriasis qui ne peut manquer de frapper les malades est celle qui occupe la paume des mains et la plante des pieds, son aspect est différent de celui de la précédente, ce qui s'explique par l'épaisseur de l'épiderme de ces régions. La paume de la main est raide, raboteuse et comme plâtreuse, elle est quelquefois parsemée de sillons et de fissures; au bout de sept à huit jours l'épiderme se fendille et tombe en petites écailles d'un blanc mat, souvent la paume de la main est le siége d'une ardeur et d'une sécheresse très désagréable, et l'épiderme conserve pendant longtemps une tendance à se détacher en écailles.

Les choses se passent à la plante des pieds comme aux mains.

Nous passerons sous silence une foule d'autres éruptions qui ont ceci de commun avec les deux précédentes qu'elles sont superficielles et peu ou point sujettes à s'ulcérer. Nous passerons à un groupe qui s'attaque aux couches plus profondes de la peau; c'est d'ailleurs une chose remarquable qu'au fur et à mesure que les accidents de la vérole se succèdent ils s'attaquent à des tissus et à des organes de plus en plus profonds; ainsi nous voyons les accidents *secondaires* s'en prendre d'abord aux parties superficielles de la peau et des muqueuses, puis gagner l'épaisseur de ces mêmes parties; bientôt nous verrons les accidents *tertiaires* pénétrer plus profondément dans l'organisme, attaquer les chairs, puis les organes intérieurs et enfin les os.

Les Syphilides profondes relativement aux précédentes sont nombreuses, nous n'en citerons que quelques-unes. La première dont nous allons parler a ceci d'important qu'elle est *contagieuse*.

3° *Ecthyma syphilitique.* — C'est une éruption pustuleuse (nous avons dit déjà qu'on appelait pustule, un bouton pareil à celui de la variole). Les pustules de l'Ecthyma sont plus ou moins grosses, on en voit de la largeur d'une pièce de 50 centimes, elles sont disséminées ou réunies en groupe, leur couleur est rouge violacée, à leur sommet il se forme du pus, qui en se desséchant, forme des croûtes qui finissent par tomber en laissant des cicatrices.

L'Ecthyma peut être superficiel ; dans ce cas, à part l'auréole cuivrée qui entoure chaque bouton, il ressemble à la petite vérole, il laisse des cicatrices persistantes.

L'Ecthyma profond siége de préférence aux jambes, les boutons en sont plus larges et peuvent atteindre la largeur d'une pièce de 5 francs. Chaque bouton est précédé d'une tache violacée de la peau, la pustule se forme, s'entoure d'une bordure livide entourée elle-même d'une auréole cuivrée. Une croûte noire se forme, tombe et laisse à découvert une ulcération profonde à fond grisâtre et bordée d'un liseré blanchâtre. La cicatrice qui lui succède est déprimée et laisse souvent une tache rouillée indélébile. Une pustule guérie comme nous venons de le dire, est suivie d'une nouvelle pustule et ainsi de suite pendant un temps qui peut être très long.

Le pus de ces pustules est contagieux, ainsi que l'a prouvé nettement Vidal (de Cassis).

4° *Syphilide tuberculeuse.* — Cette affection de la peau est la dernière dont nous parlerons. Elle est sur la limite des accidents secondaires et tertiaires. — Elle consiste dans des indurations de la grosseur d'un pois et même d'une noisette. Ces indurations naissent dans l'épaisseur de la peau et des membranes muqueuses.

Ces grosseurs envahissent la face, le voile du palais, les bourses, la langue, aucune partie du corps n'en est exempte. Cette maladie peut se présenter sous deux formes, l'une plus superficielle appartient aux accidents secondaires, l'autre profonde est le premier chaînon des accidents tertiaires. Dans tous les cas, ces tumeurs ont une grande tendance à s'ulcérer. Ces ulcérations laissent des cicatrices difformes, quelquefois hideuses, et pour comble de malheur, les tubercules affectent de préférence la face.

Il y a une forme qu'on a nommée *perforante*. Cette variété est grave, elle atteint particulièrement les individus à peau fine et molle, on l'observe presque toujours au visage, elle attaque le nez, les lèvres et quelquefois la conque de l'oreille. L'ulcération est la règle, formation d'une croûte qui tombe, il reste une perte de tissu qui ne se répare qu'avec une cicatrice difforme, souvent il y a destruction d'une portion du nez et des lèvres, et quand plusieurs ulcérations viennent à se confondre, ce qui n'est pas rare, la face est mutilée d'une façon hideuse.

La forme qu'on a appelée *serpigineuse* creuse moins profondément, mais elle s'étend sur une large surface, elle laisse des cicatrices moins irrégulières que la précédente, mais beaucoup plus étendues, on dirait les traces de larges et profondes brûlures.

Ici se termine ce que nous pouvons dire des dartres syphilitiques, nous répétons ce que nous avons déjà dit. Il y en a un nombre considérable d'autres que nous ne nommons pas pour éviter la confusion.

Disons maintenant quelques mots de deux affections qui attaquent deux dépendances importantes de la peau, les cheveux et les ongles.

5° *Alopécie ou chute des cheveux.* — En parlant des prodrômes des accidents secondaires, nous avons indiqué déjà la chute des cheveux comme une chose fréquente, la perte est plus ou moins considérable, il est rare qu'au début de la vérole les malades perdent tous leurs cheveux, ils s'éclaircissent plus ou moins. — Mais quand la vérole arrive aux dernières périodes, on peut observer la chute complète, non seulement des cheveux, mais encore de tous les poils; heureusement que la calvitie poussée à ce degré, est rare et n'arrive guère que lorsqu'il y a consomption syphilitique, car elle donne aux malades une figure ridicule.

Nous avons vu en 1855, à l'hôpital du Midi, un malade auquel il ne restait pas un *seul poil* sur le corps. La maladie, poussée à ce degré, n'admet plus de remède, aucune pommade ne peut faire repousser les poils.

Mais dans la calvitie partielle, celle du début de la vérole, on parvient presque toujours à faire repousser les cheveux.

6° *Onyxis ou maladie des ongles.* — Sous l'influence de l'infection syphilitique, il arrive quelquefois qu'une inflammation ulcérative de la matrice de l'ongle se déclare, la peau se colore alternativement en rouge cuivré et en rouge violacé, il se forme une ulcération baveuse à fond grisâtre, qui sécrète un liquide sanieux d'une fétidité particulière. Quelquefois il se forme à la racine de l'ongle un bourrelet qui se replie sur chaque côté de l'ongle, dont il est séparé par du pus que l'on fait sourdre de tous côtés, en pressant la peau tuméfiée, dans ce cas, il y a de vives douleurs, l'ongle finit par tomber. Il se reproduit si la matrice n'a pas été trop ulcérée, autrement il ne se reproduit pas. Les anciens connaissaient déjà une altération particulière de structure de l'ongle, qui est parfois le seul signe de Syphilis. Il est opaque, sec et cassant, à son extrémité libre il s'épaissit dans une partie de sa longueur. Cette forme est très commune, et il est même rare, d'après M. Cazenave, qu'une syphilis existe depuis longtemps, sans que les ongles du malade soient plus ou moins altérés.

7° *Accidents secondaires des membranes muqueuses.* — Nous avons déjà dit qu'on appelait membrane muqueuse la petite peau mince, rouge et humide qui tapisse les orifices naturels et certaines cavités, telle est la peau des lèvres, de l'intérieur de la bouche, des narines, etc., de même que nous avons vu la peau extérieure, devenir le siége d'éruptions syphilitiques, de même cette peau intérieure qu'on appelle muqueuse, présente à la période secondaire des affections remarquables dont nous allons dire quelques mots. Ces lésions correspondent souvent à l'éruption extérieure, absolument comme on l'observe dans la rougeole et la scarlatine, on sait que ces éruptions de la peau s'accompagnent très souvent d'une éruption analogue dans la bouche, la gorge et le nez. Nous avons donc pour chaque syphilide une éruption correspondante sur les muqueuses. Nous n'examinerons que les formes les plus habituelles, nous prendrons chaque organe séparément : 1° *la bouche*; 2° *le nez*; 3° *les organes génitaux*; 4° *la gorge*; 5° *l'oreille*; 6° *l'anus.*

1° *Muqueuse de la bouche.* — Nous citerons trois formes d'éruptions correspondantes à trois variétés de siphilides.

1° L'éruption de la bouche correspondant à la *roséole*

est en plaques rouges si peu gênantes qu'elles passent souvent inaperçues.

2° Celle qui correspond au *psoriasis* est constituée par des plaques blanchâtres et ridées, qui sont suivies d'ulcérations grises très superficielles. Ces ulcérations occupent la voûte du palais, le voile du palais, les amygdales, l'intérieur des lèvres et même la langue, elle est plus persistante que la précédente.

3° Cette troisième affection correspond à la syphilide ulcéreuse. C'est la plus commune et la plus grave, elle présente de grandes variétés dans les détails desquels nous ne pouvons pas entrer ici. Dans certains cas, tout le fond de la bouche est comme s'il eût été brûlé par un liquide bouillant; dans d'autres cas, les ulcérations sont profondes, celles-ci doivent attirer notre attention. Ces ulcérations ont des bords dentelés entourés d'un gonflement et tapissées au fond par une membrane jaune grisâtre, quelquefois la luette et la moitié du voile du palais sont emportées; d'autres fois c'est le fond du gosier, le larynx et les amygdales qui sont creusés par l'ulcère secondaire, le malade avale et parle difficilement, il a des douleurs dans le cou, les glandes s'engorgent souvent sous la mâchoire.

Le praticien doit étudier avec soin cette variété d'ulcération parce qu'elle marche souvent avec une grande rapidité et qu'elle cause en peu de temps des dégâts considérables.

2° *Muqueuse du nez.* — Le premier signe est un enchifrènement que le malade prend pour un rhume de cerveau, il ne tarde pas à moucher une matière jaune épaisse, l'odorat se perd d'un ou des deux côtés, des ulcérations existent dans les enfoncements et replis de la cavité du nez; ces ulcères peuvent devenir rongeants et divers petits os qui donnent au nez sa forme peuvent être détruits; le nez prend cet aspect cassé, renfoncé à son origine que l'on rencontre souvent. Cette fâcheuse déformation du nez arrive inévitablement quand l'ulcération débute d'emblée par les os, ce qui malheureusement se présente souvent.

3° *Muqueuse des organes génitaux.* — Ces parties sont souvent le siége d'ulcérations consécutives à la vérole qui peuvent être confondues aisément avec de légères ulcérations qui ne sont pas même syphilitiques; il faut une grande habitude pour les reconnaître.

4° *Arrière-gorge.* — Les laryngites syphilitiques sont toujours graves, car dans les cas heureux de guérison il reste toujours des altérations et même la perte de la voix.

5° *Dans l'oreille.* — Ce sont en général des *plaques muqueuses* plus ou moins dégénérées, nous en avons parlé ailleurs.

6° *Muqueuse de l'anus.* — Les ulcérations n'ont rien de particulier, il faut prendre garde de les confondre avec des chancres, ce quon évitera en interrogeant convenablement le malade.

MALADIE DE L'ŒIL.

7° *Iritis syphilitique.* — On appelle *iritis* l'inflammation de l'iris, c'est-à-dire de cette membrane de l'œil qui est colorée en bleu, en gris ou en brun suivant les individus et au centre de laquelle est un trou noir qu'on nomme la *pupille.*

Cette affection que nous plaçons ici à la fin des *accidents secondaires* peut naître plus tard, même après les *accidents tertiaires*. Néanmoins, on voit l'iritis acccompagner souvent les syphilides.

Symptômes. — Nous passerons sous silence une foule de caractères qui ne sont intéressants que pour le médecin, nous bornant à ceux que le malade peut observer. L'iritis s'annonce par un mal de tête au-dessus de l'œil, des lourdeurs de tête, la lumière est quelquefois insupportable; les douleurs sont vives la nuit et si l'on ne souffre pas le jour on est sûr de souffrir la nuit, le malade voit des étincelles, mais la vision n'est pas abolie. L'iris change de couleur, la pupille est déformée et remplie de filaments qui vont d'un bord à l'autre, tous ces symptômes n'ont rien de caractéristique; il faudrait entrer dans des détails trop techniques pour décrire l'iritis syphilitique.

Ce qu'il importe, c'est que le malade sache bien que la vérole l'expose à ce genre d'affection, et que cette maladie peut amener la perte de la vue non par la destruction de l'œil comme *l'ophthalmie blennorrhagique* dont nous avons parlé, mais par l'oblitération de la pupille et diverses altérations dans l'appareil de la vision.

§ III.

TRAITEMENT DE LA VÉROLE CONSTITUTIONNELLE.

Accidents secondaires.

Dans cette période de la maladie, nous avons, comme dans la précédente, deux indications à remplir: 1° traitement local de chaque affection secondaire en particulier.

2° Traitement général de l'infection syphilitique.

Nous commencerons par le dernier, parce qu'il est commun à toutes les manifestations de la syphilis secondaire et parce qu'il est beaucoup plus important que le premier. En parlant du traitement des accidents primitifs, outre les pansements locaux, nous avons dit que nous avions l'habitude d'administrer les antisyphilitiques à l'intérieur. C'est une précaution dont nos malades se sont toujours bien trouvés ; toutefois comme l'infection constitutionnelle n'est pas encore évidente, mais seulement probable, nous administrons les antisyphilitiques en petites quantités, en insistant particulièrement sur les dépuratifs ; mais quand un malade arrive avec des accidents secondaires, alors nous agissons promptement et activement, il faut aborder franchement les préparations les plus énergiques unies et combinées aux tisanes et sirops dépuratifs : ce traitement bien dirigé avec des malades dociles et intelligents produit des effets véritablement merveilleux, mal employé il produirait des accidents.

Disons maintenant quelques mots du traitement particulier qui convient à chaque affection secondaire.

1° *Plaques muqueuses.* — Après la cautérisation au nitrate d'argent, nous employons, suivant les cas, des lotions ou des pommades. Des bains locaux entretiennent les parties dans une grande propreté. Au bout de peu de jours les tumeurs ont disparu.

2° *Végétations.* — L'excision et les cautérisations plus ou moins énergiques, suivant la grosseur des tumeurs, pommades altérantes...

3° *Syphilides.* — Dans ces affections si souvent compliquées du vice dartreux, nous faisons souvent un traitement mixte. Outre les dépuratifs sur lesquels nous insistons fortement, nous administrons les sirops dépuratifs et l'*iodure de potassium*. Dans certains cas, des moyens externes hâtent la disparition de l'éruption ; tels sont les bains sulfureux, les bains de sublimé, les pommades cinabrées, et, dans les cas d'ulcérations consécutives aux syphilides des pansements avec des pommades et des solutions détersives, quelquefois le sparadrap de Vigo.

4° *Chute des cheveux.* — Pommades toniques.

5° *Onyxis.* — Pansement des ulcères vénériens en général.

6° *Ulcérations des muqueuses.* — 1° *De la bouche.* Si elles sont superficielles, quelques gargarismes suffisent ; si elles sont profondes, gargarisme ioduré, cautérisations, traitement interne mixte ;

2° *Muqueuse du nez.* Injection avec l'eau phagédénique, insufflation de poudres altérantes. Le reste comme ci-dessus ;

3° Le traitement des ulcérations des autres muqueuses est calqué sur le précédent ; la différence de conformation des organes entraîne seulement quelques modifications sur lesquelles il est inutile d'insister ;

4° *Iritis.* Au début, les antiphlogistiques, puis onctions autour de l'orbite avec les pommades altérantes, opiacées, belladonées ; on insistera en même temps sur le traitement interne.

Nous n'avons pu qu'indiquer très sommairement et à un point de vue tout à fait général le traitement des affections que nous venons de passer en revue. Il nous est impossible d'entrer dans des détails de pratique qui ne seraient d'aucune utilité pour le malade.

CHAPITRE III.

ACCIDENTS TERTIAIRES.

§ I.

Nous arrivons à la dernière période de la vérole. Le virus syphilitique ne se manifeste plus par des affections superficielles et saisissables à l'œil. Nous allons le voir s'attaquer au tissu même des organes les plus profonds. Nous étudierons dans ce chapitre la *dégénérescence syphilitique* du testicule; les différentes tumeurs qui naissent sous la peau, dans l'épaisseur des chairs, et qu'on appelle *tumeurs gommeuses*, puis les tumeurs des os ou *exostoses*. La *carie* et *nécrose des os*. Enfin les maladies syphilitiques de différents organes, comme le poumon, le foie, le cœur, le cerveau, etc.

1° *Sarcocèle syphilitique ou testicule vénérien.*

Cette remarquable affection n'a commencé à être connue que depuis les travaux de Dupuytren et de A. Cooper. Les modernes ont achevé cette étude.

Cette maladie est un engorgement chronique du testicule sous l'influence de l'infection syphilitique; quand on aura lu ce que nous allons dire des symptômes et de la nature de cette affection, on ne la confondra pas avec l'*orchite*, engorgement du testicule, accident de la chaudepisse. Le sarcocèle ne débute pas brusquement comme l'orchite, il n'est pas douloureux, et souvent c'est le hasard qui apprend au malade qu'un de ses testicules n'est pas à l'état normal. Enfin il n'a pas, comme l'orchite, la chaudepisse pour antécédent obligé.

En général, l'épididyme ne prend aucune part à la formation de la tumeur. Le testicule s'endurcit peu à peu dans différents points, ces points se multiplient et se réunissent. L'organe est entièrement envahi, il ne change pas de volume ni de forme; il devient seulement d'une dureté remarquable. Dès qu'un des testicules est pris, l'autre ne tarde pas à se prendre également. Cette induration, comme nous l'avons dit, marche lentement. La durée peut être de plusieurs années. Les désirs vénériens sont moins vifs et s'éteignent quelquefois même complétement. Les rapports sexuels finissent par devenir impossibles. L'analyse du sperme a prouvé que ce liquide a subi dans sa composition une altération profonde.

Quelle est la gravité du testicule vénérien? Pour répondre à cette question, il faut se poser et résoudre celle-ci: Que deviennent chez le malade les fonctions génitales? Ce point de la science est d'une haute gravité. Vidal (de Cassis) a traité cette question d'une manière remarquable; c'est lui qui va nous guider dans ce travail difficile.

Un fait consécutif au sarcocèle vénérien, c'est l'atrophie du testicule. Cet organe peut passer à l'état fibreux et cartilagineux, mais ces cas sont exceptionnels. Revenons à l'atrophie qui est constante : si elle est poussée assez loin, comme les deux testicules sont presque toujours atteints, on conçoit qu'elle équivaut à la castration. Ceci arrive-t-il toujours, ainsi que l'ont pensé des médecins d'un vrai mérite ? Nous ne le pensons pas. L'amoindrissement même considérable de l'organe, et la difficulté des érections ne sont pas toujours fatalement suivis d'une stérilité absolue. Malheureusement, l'esprit de de certains malades est vivement frappé ; ils sont convaincus de leur impuissance absolue et de la perte entière de leur virilité. Se considérant comme des hommes dégradés, on les voit se renfermer dans le célibat le plus triste et le plus absolu. Si pourtant les nécessités de la profession et l'exigence des intérêts les obligent à s'engager dans les liens du mariage, il se passe alors des scènes bien graves.

Comme on le voit, il est d'une haute importance que le malade soit bien édifié sur les résultats de sa maladie, et ici le médecin a un rôle double à remplir, traiter le physique et le moral de son malade. Il est des cas où le traitement, commencé à temps et bien dirigé, peut sauver la virilité malgré des apparences contraires, et quand on est assez heureux pour obtenir ce résultat, il faut en convaincre le malade, ce qui n'est pas toujours chose facile. Des cas de guérison bien constatée existent ; ils ont été suivis d'une fécondité incontestable, et nous ne sommes plus au temps où des chirurgiens, d'un grand nom d'ailleurs, enlevaient un testicule vénérien, le croyant de nature cancéreuse.

2° *Tumeurs gommeuses.*

On voit se développer sous la peau, dans ce qu'on appelle le *Tissu cellulaire*, des tumeurs d'abord petites, à peines sensibles, dures, adhérentes à la peau, mais libres et mobiles en-dessous, elles s'accroissent lentement sans provoquer de douleurs, elles ont quelquefois le volume d'une noisette et même d'une noix. Ces tumeurs envahissent assez souvent la langue qui paraît alors comme rembourrée de petites noisettes. Longtemps dures, ces tumeurs finissent par se ramollir, la peau qui les recouvre s'amincit et se perfore, la tumeur se vide, il en sort une matière semblable à une solution de gomme, d'où leur nom.

La gravité de ces tumeurs tient surtout à leur siége, celles qui occupent les membres sont, on le conçoit, bien moins redoutables que celles qui siégent dans l'épaisseur de la langue ou du voile du palais, car la perte de substance insignifiante, dans le premier cas, est d'une haute gravité dans le second.

3° *Maladies des muscles et des tendons.*

Ces affections qui n'ont été étudiées que dans ces derniers temps se révèlent, par 1° la *Douleur*; 2° la *Contracture*; 3° les *Tumeurs*.

1° *La Douleur.* On ne peut la distinguer des douleurs rhumatismales que par les antécédents du malade.

2° *La Contracture.* Les muscles se rétractent, soit brusquement, soit d'une manière lente et progressive. Cette rétraction s'observe surtout aux bras, l'avant-bras est fléchi et ne peut plus s'étendre.

3° *Tumeurs.* Celles-ci ne sont pas immédiatement sous la peau comme les tumeurs gommeuses, elles sont, soit dans l'épaisseur des tendons, soit dans la partie charnue des muscles, c'est-à-dire des chairs. Dans le premier cas, on sent de petites nodosités sur ce que vulgairement on nomme *les nerfs*, et qui ne sont autre chose que les tendons des muscles. Lisfranc en observa une volumineuse sur le tendon du bas de la jambe (tendon d'Achille), chez une danseuse de l'Opéra.

Les tumeurs des muscles sont analogues à celles des tendons, ces tumeurs se terminent, soit par des abcès qui peuvent faire de grands ravages, soit par une transformation cartilagineuse ou même osseuse. On conçoit que si le cœur, qui n'est autre chose qu'un muscle, était le siége d'une tumeur de ce genre, il en pourrait résulter des accidents graves, et bientôt la mort; des cas de ce genre ont été observés, nous y reviendrons.

4° *Maladies des os.*

Nous arrivons aux derniers accidents de la vérole constitutionnelle, nous l'avons suivie dans sa marche envahissante, nous l'avons vue pénétrer couche par couche dans des parties de plus en plus profondes. Elle attaquera tout, jusqu'au squelette, de sorte que longtemps après sa mort, l'individu portera encore les stigmates de la maladie. On voit dans nos musées, des os qui ont subi, sous l'influence de la syplilis, des déformations prodigieuses.

On conçoit que les os ne peuvent pas devenir le siége d'altérations profondes et de tumeurs quelquefois énor-

mes, sans que le travail de la maladie s'accompagne de douleurs. Ces douleurs existent en effet, nous allons en dire deux mots, elles ont un caractère à part, on les a nommées douleurs *Ostéocopes*.

Quelquefois ces douleurs sont vagues et mal définies, d'autres fois elles sont profondes et semblent venir de la moelle des os. Quand elles sont fixées sur un point, elles sont déchirantes, il semble qu'on coupe, qu'on perfore les os. Le caractère le plus singulier de ces douleurs, c'est d'arriver la nuit, le jour elles sont à peine sensibles, elles s'éveillent dès que le jour baisse, les heures les plus atroces sont les trois ou quatre premières de la nuit, le plus fort est à minuit. La chaleur du lit a été accusée comme étant cause de ces douleurs, il n'en est rien, on peut veiller et se promener, quand l'heure arrive, la douleur commence.

Ces douleurs précèdent et accompagnent des tumeurs osseuses, que nous allons étudier sous les noms de *Périostoses* et d'*Exostoses*.

1° Les *Périostoses* sont des tumeurs formées par l'inflammation du *Périoste* (membranc qui recouvre les os), elles se montrent en même temps que les douleurs ostéocopes, quand elles occupent un os superficiel, elles sont faciles à reconnaîtrc, on sent un empâtement plus ou moins bien circonscrit, quant à leur mode de terminaison, elles présentent trois variétés :

La première contient un liquide séro-albumineux, elle se termine par une résolution franche.

La deuxième, plus douloursuse, plus inflammatoire, se termine par suppuration.

La troisième dégénère en tumeur osseuse (exostose).

2° Les *Exostoses* sont des tumeurs dures, mieux circonscrites que les précédentes et siégeant à la surface des os ; elles se développent lentement et peuvent acquérir un volume énorme si on ne leur oppose pas un traitement énergique. Quand elles atteignent un os superficiel, elles gênent peu les mouvements et ne causent pas d'accidents sérieux ; mais si elles se développent sur la face intérieure des os, qui renferment des organes importants comme les os du crâne ou de la colonne vertébrale, elles peuvent occasionner des accidents très graves par la compression du cerveau, de la moelle ou des nerfs. Ainsi, une exostose de l'intérieur du crâne peut, en comprimant le cerveau, déterminer des paralysies, des convulsions et la folie. Dans l'orbite elle produira l'amaurose, dans la colonne vertébrale, la paralysie... Cet accident est plus commun qu'on ne le pense généralement.

C'est ainsi qu'on s'explique que la syphilis détermine des paralysies, la perte de la vue et la folie. Les auteurs sont remplis d'observations très curieuses sur ces sortes d'accidents ; nous pourrions nous-même en citer de très intéressantes.

Tout malade qui est atteint de la vérole constitutionnelle peut donc présenter une foule de maladies qui, en apparence, n'ont rien de syphilitique ; cependant quand on va au fond des choses, on est étonné de trouver la filiation de la maladie qui se rattache plus souvent qu'on ne croit à une maladie de jeunesse. Les médecins ne pensent pas toujours à diriger leur attention et leurs questions de ce côté ; il en résulte qu'on abandonne comme incurables des affections parfaitement guérissables.

3° *Carie et Nécrose.*

La carie et la nécrose syphilitique sont souvent une conséquence des périostoses et des exostoses. Ici, la mortification du tissu osseux n'a malheureusement pas de tendance à se réparer comme on l'observe dans les caries et nécroses ordinaires.

La destruction des os s'observe surtout à la face et au crâne. A la voûte crânienne les os peuvent se carier dans une grande étendue.

Les parties osseuses et cartilagineuses du nez sont très exposées à cette affection ; les os s'en vont par fragments, et il reste une difformité pareille à celle dont nous avons parlé à propos des syphilides.

La voûte du palais se nécrose plutôt qu'elle ne se carie. La mortification d'une portion plus ou moins considérable de cette voûte laisse un trou qui fait communiquer la bouche avec le nez, d'où résulte une infirmité très incommode à laquelle on ne peut remédier qu'avec un *obturateur*.

Les os des deux mâchoires peuvent également se trouver frappés de nécrose. Il en est de même, quoique plus rarement, des vertèbres.

Les caries et nécroses, lorsqu'elles sont un peu étendues, entretiennent des suppurations fétides, interminables, qui souvent finissent par épuiser les malades et les font périr. Aussi, les altérations des os peuvent-elles être considérées comme un des accidents les plus graves de l'empoisonnement vénérien.

4° *Affections syphilitiques viscérales.*

Sous ce titre, les auteurs ont réuni un certain nombre

d'affections syphilitiques siégeant dans les viscères, c'est-à-dire dans les organes intérieurs comme le cerveau, le cœur, les poumons. Les plus remarquables sont celles qui ont été observées dans le cerveau. Vidal de Cassis cite des observations bien curieuses de ce genre, dans lesquelles les malades, après une série d'accidents très graves, ont été plus ou moins améliorés par le traitement antisyphilitique. Certaines de ces affections paraissent avoir été des tumeurs gommeuses du cerveau. M. Faurès cite une observation de végétations sur la membrane qui tapisse le quatrième ventricule du cerveau. C'était chez une fille de vingt ans qui avait eu des chancres. Cette fille mourut, et l'on trouva à la place que nous avons indiquée une tumeur du volume d'une grosse framboise.

Dans les poumons on a trouvé de nombreuses altérations essentiellement syphilitiques, on les a divisées en :

1° Maladies légères. — Bronchite, pneumonies, asthme, etc. ;

2° Graves. — Phthisie syphilitique des auteurs, bronchite ulcéreuse, pleurésie, tuberculisation syphilitique, tumeurs gommeuses. Chez le nouveau-né nous trouverons ces lésions et d'autres encore. L'un de nos maîtres s'exprime de la manière suivante au sujet de la phthisie syphilitique.

« Depuis plusieurs années nous avons vu un nombre » d'autopsies assez considérable, pour nous croire fondé » à admettre qu'il y a des lésions pulmonaires, qu'il » faut de toute nécessité rattacher au tubercule syphili- » tique. Dans le parenchyme de cet organe, le tuber- » cule syphilitique suit la même marche que dans toute

» autre partie du corps ; c'est la même forme, la même
» évolution, la même terminaison fatale par la fonte
» purulente. Les malades crachent du pus comme dans
» la période la plus avancée de la phthisie pulmonaire,
» ils maigrissent, s'affaiblissent, et bientôt arrive la
» mort, suite des troubles survenus dans les fonctions
» respiratoires. » (*Gazette des Hôpitaux*, t. VII).

M. Cazenave raconte avoir guéri un phthisique qui paraissait être à la dernière période, et cela par hasard, il allait l'abandonner, quand il découvrit sur la clavicule une tumeur qui lui parut de nature suspecte, il interrogea son malade, et il apprit que quatre ans auparavant il avait eu des chancres à la verge. Ce malade, épuisé par la toux et les sueurs nocturnes, fut mis au traitement antisyphilitique, en moins de deux mois, il avait repris son travail et une belle santé.

Même chose arriva à Brambilla, par l'erreur d'un apothicaire. Depuis que l'attention s'est portée sur ce point, ces cas se multiplient, il n'y aura bientôt plus de maladies que la vérole ne vienne compliquer ou simuler, il est donc du devoir des médecins et des malades, de ne pas oublier ce principe, dont les applications deviennent de plus en plus fréquentes, grâce aux études sérieuses qui ont été faites et qui se font encore dans le vaste champ de la syphilis.

Nous terminerons ici notre esquisse de la syphilis chez l'adulte, nous sommes bien loin d'avoir épuisé notre sujet, mais ne voulant pas dépasser les limites que nous nous sommes prescrites, nous devons réserver quelques pages pour un chapitre du plus haut intérêt matériel et moral, nous voulons parler de l'*hérédité* de la syphilis et de la maladie vénérienne chez les nouveau-nés, nous dirons aussi quelques mots de la prophylaxie individuelle et des moyens que l'hygiène recommande toutes les fois que l'on s'expose au danger.

§ II.

TRAITEMENT DES ACCIDENTS TERTIAIRES.

Les accidents tertiaires exigent, comme les affections des deux premières périodes, un traitement interne et des applications externes. Seulement, les moyens ne sont plus les mêmes. Ici l'iodure de potassium est le véritable spécifique de la syphilis tertiaire. Nous l'administrons en l'associant à diverses substances, qui le font tolérer par les estomacs délicats. En outre nous prescrivons les dépuratifs sous différentes formes. Tel est en résumé le traitement commun à toutes les manifestations de la vérole à la dernière période. Toutefois, il est des affections qu'on peut appeler de transition et pour lesquelles nous employons le traitement mixte.

Moyens locaux et *particuliers* à *certaines affections.* — 1° *Sarcocèle.* Une complication inflammatoire exige des antiphlogistiques. Quand la dégénérescence plastique arrive chez des malades scrofuleux, il faut associer au traitement spécifique, les antiscrofuleux. Dans les cas ordinaires, on favorise la résolution avec des pommades fondantes, des onguents résolutifs et l'emplâtre de Vigo. Enfin la compression méthodique ne doit pas être négligée.

2o *Rétraction musculaire.* Compression circulaire.

3° *Douleurs ostéocopes.* Sangsues et cataplasmes opiacés et par-dessus tout les vésicatoires. Si ces moyens ne suffisent pas, nous préférons augmenter la dose d'iodure de potassium que d'opérer des incisions et des débridements conseillés par quelques chirurgiens.

4° *Périostoses et exostoses.* Même traitement que pour les douleurs qui les accompagnent. Nous pansons les vésicatoires avec la pommade mercurielle.

5° *Caries et nécroses.* Elles exigent des pansements longs et difficiles, et souvent des opérations sur lesquelles nous n'avons rien à dire ici.

6° *Tumeurs gommeuses.* Nous tâchons de prévenir, s'il est possible, leur ramollissement et leur suppuration. Si nous n'y réussissons pas, ce qui arrive quelquefois, nous ouvrons l'abcès et nous pansons la plaie de mauvaise nature qui en résulte avec les substances qu'on emploie généralement pour cet usage. Si l'abcès est dans la bouche, gargarismes détersifs et sédatifs ; solutions caustiques ou iodées.

Quant aux lésions des organes internes, on ne peut les atteindre que par une médication générale associée à un régime en général tonique. Dans la période secondaire, nous conseillons un régime modéré et même un peu débilitant ; mais, dans la période tertiaire, les malades sont toujours plus ou moins affaiblis, et nous n'avons qu'à nous louer de l'usage des toniques et de l'emploi d'un régime fortifiant.

CHAPITRE IV.

HÉRÉDITÉ DE LA SYPHILIS.

MALADIES VÉNÉRIENNES DES NOUVEAU-NÉS.

Les enfants infectés naissent quelquefois amaigris, comme étiolés, leur peau ridée et flasque leur donne l'aspect de petits vieillards. Il en est qui naissent avec des symptômes syphilitiques, d'autres avec toutes les apparences de la santé, mais ces derniers, peu de semaines après leur naissance, offrent les accidents syphilitiques secondaires. Comme ces accidents présentent quelques différences avec ceux que nous voyons chez l'adulte, nous allons les passer rapidement en revue.

1° *Nez et oreille.* Toutes les fois qu'il s'agit d'un enfant nouveau-né issu de parents vénériens, on visitera avec soin le nez et les oreilles, car souvent ces cavités sont le siége d'excoriations, qui dans le nez, simulent un coryza ou rhume de cerveau, or on sait combien un rhume de cerveau est grave chez un petit enfant qui se trouve ainsi dans l'impossibilité de téter.

2° *Erythème.* Souvent les enfants infectés ont des rougeurs vives aux cuisses, à l'anus, aux parties génitales, il semble que ces parties ont été plongées dans l'eau bouillante.

3° *Roséole.* Cette syphilide se présente à la poitrine, au ventre, au cou, en dedans des membres. Elle dure très peu de temps.

4° *Pustules muqueuses.* C'est l'affection la plus commune chez les enfants, elle a les mêmes caractères que chez l'adulte, seulement elle envahit ici plus aisément la peau, qui est très fine, et se loge dans les nombreux plis qu'elle forme. La bouche en est quelquefois tapissée. Ces plaques, chez l'enfant, s'ulcèrent presque toujours.

Les syphilides profondes, l'ecthyma, le tubercule, etc., sont plus rares, par la raison que la mort arrive souvent avant qu'elles aient eu le temps de se développer.

5° *Pemphygus.* Cette maladie existe aussi chez l'adulte, mais c'est chez les enfants qu'elle est le plus remarquable. Cette affection consiste en une éruption de grosses bulles ou d'ampoules, semblables à celles qui succèdent à une brûlure. Ces bulles ont une grosseur qui varie depuis celle d'un pois jusqu'à celle d'une noisette. Ces bulles sont quelquefois très nombreuses et se touchent presque, si on les crève, il en sort un liquide jaunâtre, purulent, quelquefois fétide, les points de la peau où elles naissent ont une teinte violette ou bleue, qui forme contraste avec les autres parties de la peau. M. P. Dubois, qui a fait connaître cette maladie, nous apprend qu'elle est d'un fâcheux présage, car la mort frappe presque tous les enfants qui l'apportent en naissant ou chez lesquels elle se développe plus tard.

6° *Indurations des poumons.* On a rencontré souvent dans les poumons des enfants, des nodosités qui ont souvent coïncidé avec des plaques muqueuses sur diverses parties du corps. M. Depaul a lu à l'Académie de médecine, un travail dans lequel il attribue cette lésion au vice syphilitique. M. P. Dubois a soutenu, de son autorité, les idées émises par M. Depaul.

7° *Lésions du foie.* Cette affection, encore peu étudiée, se traduit à l'intérieur par un volume et une dureté plus considérable du foie, ces symptômes acquièrent une grande valeur quand ils coïncident avec des traces de syphilide sur la peau. Nous ne dirons rien de l'aspect et des altérations qu'on a trouvées à l'autopsie, parce que ces lésions anatomiques n'intéressent que le médecin.

CAUSES DES AFFECTIONS SYPHILITIQUES DES ENFANTS.

L'enfant peut être infecté par quatre voies différentes : 1° par le père ; 2° par la mère ; 3° par le père et la mère réunis ; 4° par la nourrice. Nous traiterons à part les rapports de la nourrice avec l'enfant.

1° *Hérédité.* Il est inconcevable qu'il y ait encore aujourd'hui bon nombre de gens qui, après avoir été manifestement infectés de la syphilis, se marient tranquillement, comme des gens sains de corps et d'esprit, sans prendre les plus petites précautions. Il y a dans cette insouciance, quelque chose qui serait profondément immoral, si les jeunes gens avaient conscience de ce qu'ils font. Beaucoup d'entre eux songent à leur femme, et ne voudraient pas se marier avec des accidents contagieux, mais une fois rassurés à cet égard, on en voit fort peu songer à leurs enfants. C'est dans de telles conditions que le médecin peut et doit remplir un rôle élevé, s'il est à la hauteur de sa profession, ici toute faiblesse est un cas de conscience, il faut dire la vérité, car il y va de la santé, presque toujours même de la vie d'un certain nombre de malheureux enfants, il y va du bonheur ou du malheur de toute une famille.

Quelques médecins, fort honorables assurément, n'hésitent pas à interdire le mariage à tout individu atteint de la syphilis constitutionnelle. Nous croyons que la proscription, d'une manière absolue, est trop sévère, nous verrons qu'en tenant compte de l'ancienneté de l'affection, des accidents éprouvés par le malade, et surtout du traitement qu'il a suivi et qu'il suivra, on pourra se relâcher de cette sévérité, mais c'est à la condition qu'on se conformera rigoureusement aux préceptes que nous ferons connaître. Maintenant revenons à notre sujet.

1° *Influence de la mère.* Les liens qui unissent l'enfant à sa mère sont tellement intimes, qu'il est impossible que le poison qui circule dans le sang de la mère ne passe pas dans celui de l'enfant.

Si la femme est syphilitique avant la grossesse, l'infection de l'enfant est infaillible. Si la mère n'a été infectée qu'à une époque avancée de la grossesse, il est probable que l'enfant ne s'en ressentira pas, nous disons probable, car on n'a pas de certitude à cet égard.

L'âge de la vérole de la mère, au moment de la conception, est à considérer, tout porte à croire que si la mère est à la période secondaire, l'enfant a moins de chances d'échapper que si la mère en est à la période tertiaire. Cependant la vieillesse de la syphilis ne doit rassurer qu'incomplétement.

2° *Influence du père.* Elle est moins claire que celle de la mère. Cependant quand on songe qu'un enfant hérite des traits, de la taille et même des dispositions morales de son père, il est difficile de ne pas concevoir qu'il puisse hériter de ses défauts, de ses difformités et du germe de certaines maladies. D'ailleurs, les faits sont ici d'un plus grand poids que les analogies. Or, les faits abondent, des pères syphilitiques ont procréé des enfants syphilitiques avec des femmes parfaitement saines. Et non seulement le père peut vicier le produit de la conception, quand il porte certains accidents syphilitiques, mais alors qu'il ne porte extérieurement aucun signe de vérole, tous les praticiens sont d'accord sur ce point.

3° *Influence combinée du père et de la mère.* En thèse générale, l'enfant a plus de chances d'être infecté que dans les cas précédents. Cependant il n'y a rien d'absolu à cet égard. Supposons que les parents aient une vérole ancienne et sans activité, supposons qu'ils aient toujours suivi un traitement méthodique, il peut se faire que leur enfant naisse parfaitement sain. Tandis que si un seul des époux est infecté, mais qu'il soit dans une période très active, l'enfant qu'il engendrera aura bien plus de chances mauvaises que le précédent.

Mais si les deux époux sont en pleine vérole, il est certain que l'enfant n'échappera pas, il naîtra vérolé et ne vivra par conséquent pas.

4° *Influence de la nourrice sur l'enfant et de celui-ci sur la nourrice.* Il n'est pas prouvé qu'une nourrice qui ne porte aucun signe extérieur de vérole, puisse par son lait, infecter son nourrisson. Cependant le contraire n'est pas établi non plus. Mais si la nourrice porte des traces extérieures de syphilis, alors la contagion est possible et même fréquente. C'est presque toujours au sein qu'on rencontre ces accidents.

D'un autre côté, il est très fréquent de voir un enfant syphilitique infecter une nourrice parfaitement saine.

Tous ces faits, très importants au point de vue de la contagion de la vérole, le sont encore plus au point de vue de la médecine légale, souvent ces faits se présentent devant la justice, et c'est souvent un point délicat que celui de décider si la nourrice a infecté l'enfant ou si c'est l'enfant qui a infecté la nourrice.

5° *Pronostic de la syphilis des enfants.* Il est grave, beaucoup d'enfants meurent, alors même qu'ils sont nés vivaces. Pourtant un traitement prompt et bien fait peut sauver quelques enfants, à moins qu'ils ne soient nés chétifs et d'une mère débilitée, dans ce cas la mort est la règle.

« Quand les parents ne transmettent pas la syphilis à » leurs enfants, ils leur lèguent au moins la scrofule, » et quand ce n'est ni l'une ni l'autre, c'est un état qui, » sans être la maladie, est toujours sur le point de le » devenir. Les syphilitiques ont souvent une famille » composée d'êtres inachevés physiquement et morale- » ment, traînant une vie misérable sans jeunesse, sans » force contre le mal, sans goût pour le plaisir, et » s'éteignant sous la moindre atteinte physique et mo- » rale. » (Vidal de Cassis).

TABLE DES MATIÈRES

FIN DE LA TABLE.

Paris. — Imp. Félix Malteste et Cie, rue des Deux-Portes-Saint-Sauveur, 22.

IMPRIMERIE FÉLIX MALTESTE ET Cie
Rue des Deux-Portes-Saint-Sauveur, 22.

www.ingramcontent.com/pod-product-compliance
Ingram Content Group UK Ltd.
Pitfield, Milton Keynes, MK11 3LW, UK
UKHW021039230726
13926UKWH00004B/1563